Tassilo Schumacher

Medizinisches Wörterbuch für den Rettungsdienst, Notfallmedizin, Auslandsrückholdienst

Tassilo Schumacher

Medizinisches Wörterbuch für den Rettungsdienst, Notfallmedizin, Auslandsrückholdienst

Englisch–Deutsch/Deutsch–Englisch

Verlag W. Kohlhammer
Stuttgart Berlin Köln

Die Deutsche Bibliothek – CIP-Einheitsaufnahme

Schumacher, Tassilo:
Medizinisches Wörterbuch für den Rettungsdienst,
Notfallmedizin, Auslandsrückholdienst : englisch-deutsch/deutsch-
englisch / Tassilo Schumacher. – Stuttgart ;
Berlin ; Köln : Kohlhammer, 1996
  ISBN 3-17-014042–6
NE: HST

Alle Rechte vorbehalten
© 1996 W. Kohlhammer GmbH
Stuttgart Berlin Köln
Verlagsort: Stuttgart
Gesamtherstellung: W. Kohlhammer Druckerei GmbH & Co.
Stuttgart
Printed in Germany

Inhaltsverzeichnis

Vorwort

Dieses vorliegende deutsch-englische Nachschlagewerk für die Bereiche Rettungsdienst / Notfallmedizin und, darauf aufbauend, für den Auslandsrückholdienst schließt eine bedeutende Lücke auf dem Gebiet der notfallmedizinischen Fachliteratur.

Als Zielgruppe dieses Buches kommen alle medizinische Berufsgruppen in Betracht, die entweder hierzulande im Rettungsdienst, in der Rettungsleitstelle, in der Klinik oder im Rahmen einer medizinischen Auslandstätigkeit viel mit englischsprachigen Personen oder medizinischem Fachpersonal zu tun haben.

Neben der Funktion als reines Wörterbuch und Nachschlagewerk eignet es sich auch durch die übersichtliche Form hervorragend als Lernvorlage, um sich auch sprachlich optimal auf einen Auslandsaufenthalt vorzubereiten.

Dieses Glossarium enthält bei über 7800 Stichwortkombinationen die gängigen und branchenspezifischen Fachausdrücke der Bereiche Allgemeinmedizin, Notfallmedizin, Rettungsdienst, Medizintechnik, Rettungsdiensttechnik, Anatomie, Physiologie, Pathologie, Notfalldiagnostik, Notfallmedikamente, Organisation, Flugambulanz, Auslandsrückholdienst, Flugmedizin, Tropenmedizin, Luftverkehr, Formalitäten und vieles mehr in beiden Sprachkombinationen Englisch - Deutsch und Deutsch - Englisch.

Der Wortschatz ist so gewählt, daß er auf das gängige "Schulenglisch" aufbaut. Das Buch setzt also einige Grundkenntnisse voraus, um den Rahmen eines handlichen Reisebegleiters nicht zu sprengen. Aus dem gleichen Grund soll und kann es auch kein umfassendes Wörterbuch der Medizin ersetzen, da auf die medizinischen Begriffe, die für die oben genannten Gebiete keine Relevanz besitzen, verzichtet worden ist.

Im Anhang finden sich noch viele praxisbezogene Erweiterungen, die für Aufenthalte im englischsprachigen Ausland sehr nützlich sind, wie zum Beispiel englische und amerikanische Maßangaben, Temperaturumrechnungen, internationale Buchstabiertabellen, Hinweise zur amerikanischen Rechtschreibung, Zeitzonentabelle und weltweite Vorwahltelefonnummern von und nach Deutschland, Österreich und der Schweiz.

Der Autor und der Verlag haben bei der Erstellung dieses Wörterbuches größte Sorgfalt und Genauigkeit bezüglich des Inhalts walten lassen. Beide sind für konstruktive Kritik jederzeit dankbar und ansprechbar.

Der Autor wünscht allen Kolleginnen und Kollegen viel Erfolg bei ihrer interessanten Tätigkeit im In- und Ausland.

München, im Frühjahr 1996   Tassilo Schumacher

Teil 1.1

Glossarium für

Rettungsdienst
und
Notfallmedizin

Englisch - Deutsch

Themenbereiche:

Rettungsdienst, Notfallmedizin,
Allgemeinmedizin, Medizintechnik,
Rettungsdiensttechnik, Organisation,
Anatomie, Physiologie, Pathologie,
Diagnostik, Notfallmedikamente,
etc.

A

abdomen	Bauch , Abdomen
abdominal	abdominal
abdominal pregnancy	Bauchhöhlenschwangerschaft
abnormal	abnorm
abnormality	Abnormalität
abort (to -)	abortieren , abtreiben
abortion	Abort , Fehlgeburt , Abtreibung
abrade (to -)	ausschaben , wegschaben
abrasion	Ausschabung , Abrasio
abscess	Abszess
absence	Absenz
absorb (to -)	absorbieren , resorbieren
absorption	Absorption , Resorption
absorptive	absorbierend , resorbierend
abstinence	Abstinenz
abstinent	abstinent
abuse	Mißbrauch
access	Zugang
accident	Unfall
acethylcholine	Azethylcholin
acethylsalicyle acid	Azethylsalizylsäure
acetone	Azeton
ache	Schmerz
ache (to -)	schmerzen
Achilles' tendon	Achillessehne
acid	sauer , Säure
acid burn	Verätzung
acid(ity)	Säure
acid-base-balance	Säuren-Basen-Gleichgewicht
acidosis	Azidose
acidotic	azidotisch
acren	Akren
act (to -)	wirken
action	Wirkung , Aktion
action potential	Aktionspotential
activated charcoal	Aktivkohle
active	aktiv
active principle	Wirkstoff
active substance	Wirkstoff
acute	akut
addicted	süchtig , abhängig (Drogen)
addiction	Sucht , Abhängigkeit (Drogen)
Addison's crisis	Addison Krise

adenoma	Adenom
adequate	adäquat
adhesive plaster	Heftpflaster
adipose	adipös
adiposis	Adipositas
administer (to -)	applizieren , verabreichen
administration	Applikation , Verabreichung
admission	Einlieferung , Aufnahme
admit (to -)	aufnehmen (Krankenhaus)
adrenal gland	Nebenniere
adrenalin(e)	Adrenalin
adrenergic	adrenergisch
adult	Erwachsener
advanced life support (ALS)	Erweiterte Erste Hilfe
aerate (to -)	belüften
aeration	Belüftung
aetiologic	ätiologisch
aetiology	Ätiologie
afebrile	fieberfrei
after-bleeding	Nachblutung
afterbirth	Nachgeburt
afterdrop syndrome	Bergungsschock
afterload	Nachlast
age	Alter
agent	Wirkstoff
agglutinate (to -)	agglutinieren
agglutination	Agglutination
aggressive	aggressiv
aggressiveness	Aggressivität
agitated	agitiert
agitation	Agitation
agonal	agonal
agony	Agonie
agoraphobia	Platzangst
agree (to -)	einwilligen
ailment	Unpäßlichkeit
air embolism	Luftembolie
air rescue service	Luftrettungsdienst
air splint	Luftkammerschiene
airway	Atemwege
ajamaline	Ajamalin
alarm	Alarm
alarm (to -)	alarmieren
alcalosis	Alkalose

alcohol	Alkohol
alcoholic	alkoholisch , Alkoholiker
alert	wach
alert (to -)	alarmieren
algorithm	Algorithmus
alimentary tract	Verdauungstrakt
alimentation	Ernährung
alkaline	basisch , alkalisch
allergic	allergisch
allergy	Allergie
alleviate (to -)	lindern
alleviation	Linderung
along striped	längsgestreift
alpha blocker	Alphablocker
alpha receptor	Alpha-Rezeptor
alternating current	Wechselstrom
alveolar	alveolär
alveolus	Alveole
Alzheimer`s disease	Alzheimersche Krankheit
ambilateral	beidseitig
ambulance	Rettungswagen , Krankenwagen
ambulant	ambulant
ambulatory	ambulant
amnesia	Amnesie
amniorrhexis	Blasensprung
amniotic fluid	Fruchtwasser
amniotic sac	Fruchtblase
amplitude	Amplitude
ampoule	Ampulle
ampoule kit	Ampullarium
ampule	Ampulle
ampule kit	Ampullarium
amputate (to -)	amputieren
amputation	Amputation
anabolic drug	Anabolikum
anaemia	Blutarmut , Anämie
anaemic	anämisch
anaesthesia	Narkose , Anästhesie
anaesthesiologic	anästhesiologisch
anaesthesiology	Anästhesiologie
anaesthesist	Anästhesist
anaesthetic	Anästhetikum , anästhetisch
anaesthetic induction	Narkoseeinleitung
anaesthetize (to -)	anästhesieren , narkotisieren

anal	anal
analgesia	Analgesie
analgesic	analgetisch , Analgetikum
analgosedation	Analgosedierung
anamnesis	Vorgeschichte , Anamnese
anamnestic	anamnestisch
anaphylactic	anaphylaktisch
anaphylaxis	Anaphylaxie
anatomic	anatomisch
anatomy	Anatomie
anemia	Blutarmut , Anämie
anemic	blutarm , anämisch
anesthesia	Narkose , Anästhesie
anesthesiologic	anästhesiologisch
anesthesiology	Anästhesiologie
anesthesist	Anästhesist
anesthetic	Anästhetikum , anästhetisch
anesthetic induction	Narkoseeinleitung
anesthetize (to -)	anästhesieren , narkotisieren
aneurysm	Aneurysma
angina pectoris	Angina Pektoris
anisocoria	Anisokorie
anistreplase	Anistreplase
ankle	Fußgelenk , Sprunggelenk
anodyne	Schmerzmittel
anomalous	anomal
anomaly	Anomalie
anorexia	Appetitlosigkeit , Anorexie
anorextic	anorektisch
anox(a)emia	Anoxämie
anox(a)emic	anoxämisch
anoxia	Anoxie
anoxic	anoxisch
antagonism	Antagonismus
antagonist	Antagonist
antagonistic	antagonistisch
antagonize (to -)	antagonisieren
anterior	vorne , Vorder-... , anterior
anterior myocardial infact(ion)	Vorderwandinfarkt
anti-arrhythmic	antiarrhythmisch,Antiarrhythmikum
anti-emetic	antiemetisch , Antiemetikum
anti-epileptic	antiepileptisch , Antiepileptikum
antiallergic	antiallergisch , Antiallergikum
antibacterial	antibakteriell

antibiosis	Antibiose
antibiotic	antibiotisch , Antibiotikum
antibody	Antikörper
anticoagulant	Gerinnungshemmer,Antikoagulant
anticonvulsant	Antikonvulsant
anticonvulsive	antikonvulsiv
antidepressant	antidepressiv , Antidepressivum
antidote	Gegengift , Antidot
antigen	Antigen
antihistamine	Antihistaminikum
antiphlogistic	antiphlogistisch , Antiphlogistikum
antipruritic	juckreizstillend (-es Mittel)
antipyretic	antipyretisch , Antipyretikum
antiseptic	antiseptisch , Desinfektionsmittel
antiserum	Antiserum
antishock trousers	Antischockhose
antispasmodic	krampflösend (-es Mittel)
antitoxin	Gegengift
anuria	Anurie
anuric	anurisch
anus	After , Anus
anxiety	Angst , Beklemmung
anxiolytic	anxiolytisch , Anxiolytikum
aorta	Aorta
aortic	aortal
aortic arch	Aortenbogen
aortic stenosis	Aortenstenose
aortic valve	Aortenklappe
apallic	Apalliker , apallisch
apathic	apathisch
apathy	Apathie
apex	Spitze , Apex
aphasia	Sprachstörung , Aphasie
aphasic	aphasisch
apical	apikal
apnea	Atemstillstand , Apnoe
apneic	apnoisch
apnoea	Atemstillstand , Apnoe
apnoic	apnoisch
apomorphine	Apomorphin
apoplectic	apoplektisch
apoplectic fit	Schlaganfall
apoplexy	Apoplexie
apparatus	Apparat

appease (to -)	beruhigen
appendectomy	Appendektomie
appendicitis	Blinddarmentzünd. , Appendizitis
appendix	Blinddarm , Appendix
appetite	Appetit
application	Applikation , Anwendung
apply (to -)	applizieren , anwenden
approval	Einwilligung
arachnoid membrane	Arachnoidalhaut
arm	Arm
arm sling	Armschlinge
armpit	Achselhöhle
arrest	Stillstand
arrhythmia	Arrhythmie
arrhythmic	arrhythmisch
arsenic	Arsen
artefact	Artefakt
arterial	arteriell
arteriole	Arteriole
arteriosclerosis	Arteriosklerose
arteriosclerotic	arteriosklerotisch
arteriovenous	arteriovenös
artery	Schlagader , Arterie
artery clamp	Arterienklemme
artery forceps	Arterienklemme
articular cavity	Gelenkpfanne
articular head	Gelenkkopf
articular process	Gelenkprozess
articulation	Gelenk
artificial	künstlich
ascites	Aszites
ascitic	aszitisch
asepsis	Asepsis
aseptic	aseptisch
asphyctic	asphyktisch
asphyxia	Asphyxie
aspirate (to -)	aspirieren
aspiration	Aspiration
aspirin	Aspirin
assignment	Einweisung
assist (to -)	assistieren
assistance	Assistenz
assistant	Assistent
asthma	Asthma

asthmatic	asthmatisch , Asthmatiker
asthmatic attack	Asthmaanfall
ataxia	Ataxie
ataxic	ataktisch
atelectasis	Atelektase
atelectatic	atelektatisch
atheroma	Atherom
atlas	Atlas
atresia	Atresie
atresic	atresisch
atrial	atrial
atrial fibrillation	Vorhofflimmern
atrial flutter	Vorhofflattern
atrium	Herzvorhof , Atrium
atrophy	Atrophie
atropine	Atropin
attack	Attacke , Anfall , Krampf
attend (to -)	pflegen
attenuate (to -)	verdünnen
attenuation	Verdünnung
attest	Attest
attest (to -)	attestieren
audition	Gehör
auditory canal / meatus	Gehörgang
aura	Aura
auricle	Herzvorhof
auscultate (to -)	abhören , auskultieren
auscultation	Auskultation
auscultatory	auskultatorisch
autoblood	Eigenblut
automobile exhaust	Autoabgase
autonomic	autonom , vegetativ
autopsy	Leichenschau , Autopsie
autoregulation	Autoregulation
autotransfusion	Autotransfusion
AV block	AV-Block
AV node	AV-Knoten
axilla	Achselhöhle
axillary	axillar
axillary line	Axillarlinie
axis	Axis

B

Babinski's reflex	Babinski-Reflex
bacillus	Bazillus
back	Rücken , Rückseite , hinten
back board	Wirbelsäulenbrett
back pain	Rückenschmerzen
backache	Rückenschmerzen
backflow	Rückfluß , Reflux
background	Vorgeschichte , Hintergrund
backward failure	Rückwärtsversagen
bacterial	bakteriell
bactericidal	bakterizid
bag ventilation	Beutelbeatmung
balance	Gleichgewicht
ball	Ballen
bandage	Bandage , Verband , Binde
bandage (to -)	bandagieren , verbinden
barbiturate	Barbiturat
barotrauma	Barotrauma
barrel thorax	Faßthorax
basal	basal
base	Base
Basedow`s disease	Basedowsche Krankheit
basic	basisch
basic life support (BLS)	einfache Erste Hilfe
basic support therapy	Sofortmaßnahmen
basis	Basis
batch	Charge
bath	Bad
bathe (to -)	baden
bathmotropic	bathmotrop
batter (to -)	mißhandeln
bear (to -)	tragen
beat	Schlag
beat (to -)	schlagen
bed	Bett
bed rest	Bettruhe
bed-pan	Steckbecken , Bettpfanne
bee-sting	Bienenstich
Bell's palsy	Fazialislähmung
belly	Bauch
bend (to -)	beugen
benign	gutartig
benzodiazepine	Benzodiazepin

beta blocker	Betablocker
beta receptor	Beta-Rezeptor
bifurcation	Bifurkation
bile	Gallenflüssigkeit
bile duct	Gallengang
biliary calculus	Gallenstein
biliary colic	Gallenkolik
biliary stone	Gallenstein
biliferous duct	Gallengang
bilious colic	Gallenkolik
bindweb	Bindegewebe
biochemestry	Biochemie
biochemical	biochemisch
biological	biologisch
biology	Biologie
Biot's respiration	Biot'sche Atmung
birth	Geburt
bite (wound)	Bißwunde
bite-block	Beißkeil
bladder	Blase
bladder calculus / stone	Blasenstein
blade	Spatel , Blatt
bland	nüchtern
blanket	Decke
blast	Explosionsdruck
bleed (to -)	bluten
bleeding	Blutung
blind	blind
blindgut	Blinddarm
blindness	Blindheit
blister	(Brand)Blase
bloated	aufgetrieben , aufgedunsen
block (to -)	blocken
block(age)	Block
blocker	Blocker
blocking	Block
blood clotting	Blutgerinnung
blood corpuscle	Blutkörperchen
blood count	Blutbild
blood donation	Blutspende
blood donor	Blutspender
blood effusion	Bluterguß
blood gas	Blutgas
blood group	Blutgruppe

blood plasma	Blutplasma
blood poisoning	Blutvergiftung
blood preserve	Blutkonserve
blood pressure	Blutdruck
blood pressure device	Blutdruckmeßgerät
blood sample	Blutprobe
blood sedimentation	Blutsenkung
blood sugar	Blutzucker
blood sugar level	Blutzuckerspiegel
blood supply	Blutversorgung , Durchblutung
blood transfusion	Bluttransfusion
blood-stanching	blutstillend
bloodless	blutleer
bloodlessness	Blutleere
bloodletting	Aderlaß
blunt	stumpf
body	Körper
body surface	Körperoberfläche
body weight	Körpergewicht
boil	Beule , Furunkel
bole	Bolus
bolus	Bolus
bone	Knochen
bone formation	Verknöcherung
bone marrow	Knochenmark
borrelia	Borrelie
borreliosis	Borreliose
bosom	Busen
bout	Attacke
bowel	Darm
bowel occlusion	Darmverschluß
bowel sound	Darmgeräusch
bradyarrhythmia	Bradyarrhythmie
bradycardia	Bradykardie
bradycardic	bradykard
bradypnea	Bradypnoe
bradypneic	bradypnoisch
bradypnoea	Bradypnoe
bradypnoic	bradypnoisch
brain	Gehirn
brain contusion	Hirnprellung
brain damage	Hirnschaden
brain pressure	Hirndruck
brain stem	Hirnstamm

brawl	Schlägerei
break (to -)	(zer)brechen
breast	Brust
breastbone	Brustbein
breath shortness	Atemnot , Kurzatmigkeit , Dyspnoe
breathe (to -)	atmen
breathe in (to -)	einatmen
breathe out (to -)	ausatmen
breathing	Atmung
breathing arrest	Atemstillstand
breathing donation	Atemspende
breathing protection	Atemschutz
breathing sound	Atemgeräusch
broaden (to -)	verbreitern
broadening	Verbreiterung
bronchial	bronchial
bronchiole	Bronchiole
bronchitis	Bronchitis
bronchoscope	Bronchoskop
bronchoscopic	bronchoskopisch
bronchoscopy	Bronchoskopie
bronchospasmolytic	bronchospasmolytisch (-es Mittel)
bronchus	Bronchus
bruise	Quetschung , Prellung
bruise (to -)	quetschen , prellen
bubble	Blase
bubble (to -)	brodeln
bubbling	Brodeln
buffer	Puffer
buffer (to -)	puffern
buffering	Pufferung
bulimia	Bulimie
bullet	Geschoß
bulletin	Krankengeschichte
bundle of His	His-Bündel
bundle-branch	Tawara-Schenkel
bundle-branch block	Schenkelblock
buprenorphine	Buprenorphin
burden (to -)	belasten
burdening	Belastung
burn	Brandwunde , Verbrennung
burn (to -)	verbrennen , brennen
buttocks	Gesäß
bypass	Bypass

C

cable	Kabel
cachectic	kachektisch
cachexia	Kachexie
cadaver	Leiche
cadaveric rigidity	Leichenstarre
caesarean section	Kaiserschnitt
caisson disease	Taucherkrankheit
calcification	Verkalkung
calcify (to -)	verkalken
calcium	Kalzium
calculus	Stein
calf	Wade
call	Anruf , Notfalleinsatz
call (to -)	anrufen
caller	Anrufer
callus	Kallus
calm (to -)	beruhigen
cancer	Krebs
cancerous	krebsartig
canine tooth	Eckzahn
cannula	Kanüle
cannulation	Punktion
capillary	kapillar
capillary (vessel)	Kapillare
capnometric	kapnometrisch
capnometry	Kapnometrie
capsule	Gelenkkapsel
carbamide	Harnstoff
carbon dioxide	Kohlendioxyd
carbon monoxide	Kohlenmonoxyd
carbonization	Verkohlung
carbonize (to -)	verkohlen
carcinogenic	krebserregend
carcinoma	Karzinom
cardiac	kardial
cardiac arrest	Herzstillstand
cardiac asthma	Asthma cardiale
cardiac catheter	Herzkatheter
cardiac compression	Herzdruckmassage
cardiac defect	Herzfehler
cardiac infarct(ion)	Herzinfarkt
cardiac massage	Herzdruckmassage
cardiac valve	Herzklappe

cardiac ventricle	Herzkammer
cardial	kardial
cardinal symptom	Leitsymptom , Kardinalsymptom
cardiogenic	kardiogen
cardiologist	Kardiologe
cardiology	Kardiologie
cardiopulmonary	kardiopulmonal
cardioversion	Kardioversion
care	Pflege
care level	Versorgungsstufe
carotid artery	Halsschlagader
carotid pulse	Carotispuls
carotid stenosis	Carotisstenose
cartilage	Knorpel
cartilaginification	Verknorpelung
casuistic	kasuistisch
casuistics	Kasuistik
cataract	Star , Katarakt
catarrh	Katarrh
catch a cold (to -)	erkälten
catecholamine	Katecholamin
catheter	Katheter
catheterization	Katheterisierung
catheterize (to -)	katheterisieren
caudal	kaudal
causal	kausal
cauterize (to -)	verätzen
cavity	Körperhöhle
cell	Zelle
cell wall	Zellwand
central	zentral
central hospital	Schwerpunktkrankenhaus
centralization	Zentralisation
centralize (to -)	zentralisieren
cerebellum	Kleinhirn , Cerebellum
cerebral	zerebral
cerebral apoplexy	Schlaganfall
cerebral cortex	Hirnrinde
cerebral death	Hirntod
cerebral h(a)emorrhage	Gehirnblutung
cerebral stroke	Schlaganfall
cerebrospinal fluid	Liquor
cerebrum	Großhirn , Cerebrum
certificate	Attest , Ausweis

cervical	zervikal
cervical canal	Zervikalkanal , Muttermund
cervical spinal column	Halswirbelsäule
cervical vertebra	Halswirbel
cesarean section	Kaiserschnitt
chalk	Kalk
channel	Funkkanal
charge	Aufladung
charge (to -)	(auf)laden
cheek	Wange , Backe
cheekbone	Jochbein
chemical	chemisch
chemistry	Chemie
chest	Brustkorb , Thorax
chest pain	Thoraxschmerz
chest wall	Brustwand
Cheyne-Stokes respiration	Cheyne-Stokessche Atmung
chicken pox	Windpocken
child	Kind
childbed	Wochenbett
childbirth	Geburt
children's clinic	Kinderklinik
chill	Frösteln , Erkältung , Katarrh
chin	Kinn
chin lift	Kopf-Überstrecken
chiropractor	Chiropraktiker
chlorine	Chlor
choke (to -)	ersticken
choking	Ersticken
cholecystectomy	Cholezystektomie
cholecystitis	Gallenblasenentz. , Cholezystitis
cholesterol	Cholesterin
chondrification	Verknorpelung
chondrify (to -)	verknorpeln
chronic	chronisch
chronotropic	chronotrop
chyle	Chylus
cicatrization	Vernarbung
cicatrize (to -)	vernarben
circuit	Ableitung (EKG)
circular	zirkulär
circulate (to -)	zirkulieren
circulation	Kreislauf,Durchblutung,Zirkulation
circulatory	zirkulatorisch

circulatory collapse	Kreislaufversagen
circulatory disturbance	Durchblutungsstörung
cirrhosis	Zirrhose
cirrhotic	zirrhotisch
city map	Stadtplan
clamp	Klemme
clamp (to -)	abklemmen
clavicle	Schlüsselbein , Klavikula
clean	sauber
clean (to -)	reinigen , säubern
cleaning	Reinigung
cleanness	Sauberkeit
clemastine	Clemastin
clench (to -)	(ver)krampfen
climacteric	Klimakterium
clinic	Klinik
clinical	klinisch
clinical picture	Krankheitsbild
clinical thermometer	Fieberthermometer
clonic	klonisch
clonidine	Clonidin
clot	Gerinnsel , Pfropf , Koagel
clot (to -)	gerinnen
coagulate (to -)	koagulieren
coagulation	Blutgerinnung , Koagulation
coagulopathy	Gerinnungsstörung
coagulum	Gerinnsel , Pfropf , Koagel
coat	Kittel
cocaine	Kokain
codeine	Kodein
coffee-ground vomiting	Kaffeesatzerbrechen
coffeine	Koffein
cold	kalt , Erkältung , Katarrh
coldness	Kälte
colic	Kolik
colitis	Kolitis
collagenosis	Kollagenose
collapse	Kollaps
collapse (to -)	kollabieren
collarbone	Schlüsselbein
collateral circulation	Kollateralkreislauf
colloide	Kolloid
colon	Dickdarm , Kolon
coma	Koma

comatose	komatös
combustion	Brandwunde , Verbrennung
comminuted fracture	Trümmerfraktur
commit (to -)	ins Krankenhaus einweisen
commital	Krankenhauseinweisung
committal by compulsion	Zwangseinweisung
common salt	Kochsalz
common viper	Kreuzotter
compartment syndrome	Kompartment-Syndrom
compatibility	Verträglichkeit , Kompatibilität
compatible	verträglich , kompatibel
compensate (to -)	kompensieren
compensation	Kompensation
complaint	Beschwerden
compliance	Dehnbarkeit
complicated	kompliziert
complication	Komplikation
compound fracture	offene Fraktur
compress	Kompresse
compress (to -)	komprimieren
compressed air	Druckluft
compression	Kompression
computed tomography	Computer-Tomographie
conamen	Suizidversuch
concomitant symptom	Begleitsymptom
concussion (of the brain)	Gehirnerschütterung , Commotio
condition	Zustand
conduction an(a)esthesia	Leitungsanästhesie
confused	verwirrt
confusion	Verwirrtheit
congelation	Erfrierung
congenital	angeboren
congestion	Stauung
coniotomy	Koniotomie
conjunctiva	Augenbindehaut
connatal	angeboren
connect (to -)	anschließen , konnektieren
connection	Anschluß , Konnektion
connective tissue	Bindegewebe
connector	Konnektor
consciousness	Bewußtsein
consensual	seitengleich
consent	Einwilligung
consent (to -)	einwilligen

conservative	konservativ
conspicuous	auffällig
constable	Polizeibeamter
constipation	Verstopfung , Obstipation
constiveness	Obstipation
consulting hour	Sprechstunde
contagious	ansteckend , infektiös
contaminate (to -)	kontaminieren , verseuchen
contaminated	kontaminiert , verseucht
contamination	Kontamination , Verseuchung
contraception	Empfängnisverhütung
contraceptive	empfängnisverhütend (-es Mittel)
contract (to -)	kontraktieren
contractility	Kontraktilität
contraction	Verengung, Kontraktion, Kontraktur
contracture	Kontraktur
contraindication	Kontraindikation
contrast medium	Kontrastmittel
control	Kontrolle
control (to -)	kontrollieren
contusion	Prellung , Kontusion
convalescence	Konvaleszenz
convergence	Konvergenz
convergent	konvergent
convulsant	krampfauslösend , Konvulsant
convulsion	Krampf(anfall) , Konvulsion
convulsive	konvulsiv
cool (to -)	kühlen , unterkühlen , auskühlen
cooling	Kühlung,Unterkühlung,Auskühlung
coon's eye	Brillenhämatom
cooperate (to -)	kooperieren
cooperation	Kooperation
cooperative	kooperativ
coordinate (to -)	koordinieren
coordination	Koordination
coordinator	Koordinator
copulation	Geschlechtsverkehr
cor pulmonary	Cor pulmonale
core	Körperkern
corium	Lederhaut
cornea	Augenhornhaut
corneal reflex	Kornealreflex
coronary (vessel)	Herzkranzgefäß , Koronargefäß
coronary heart disease	koronare Herzkrankheit

corpor(e)al	körperlich
corpor(e)al circulation	Körperkreislauf
corpse	Leiche
corpulency	Korpulenz
corpulent	korpulent
corpuscle	Blutkörperchen
corset	Korsett
corticoid	Kortikoid
corticosteroid	Kortikosteroid
cortisone	Kortison
coryza	Schnupfen
costal arch	Rippenbogen
cot	Krankentrage
couch	Liege
cough	Husten
cough (to -)	husten
counterpoison	Gegengift
course	Verlauf , Ursache , Grund
course record	Verlaufsprotokoll
cover	Bezug , Überzug
coverage sheet	Erfassungsbogen
cramp	Krampf
cramped	verkrampft
cramped muscle	Muskelverspannung
cranial	kranial , kraniell
craniocerebral trauma	Schädelhirntrauma
cranium	Schädel
crepitation	Krepitation
crepitus	Krepitation
crew	Besatzung
crip death	Krippentod
crisis	Krise
critical	kritisch
cross typing	Kreuzprobe
croup	Krupp
crowbar	Brechstange
crude drug	Droge
cruicial ligament	Kreuzband
crush (to -)	quetschen , zertrümmern
crush syndrome	Crush-Syndrom
crushing	Quetschung , Zertrümmerung
crutch	Krücke
crystalloid	Kristalloid
cuff	Manschette

cumulate (to -)	kumulieren
cumulation	Kumulation
curable	heilbar , kurabel
curd	Gerinnsel , Koagel
cure	Kur , Heilung , Genesung
cure (to -)	heilen
curettage	Ausschabung , Abrasio
curette (to -)	ausschaben
current (electric -)	elektrischer Strom
cushion	Kissen
cut	Schnitt , Schnittwunde
cuticle	Oberhaut
cyanosed	zyanotisch
cyanosis	Zyanose
cyst	Zyste
cystitis	Blasenentzündung , Zystitis

D

dam up (to -)	stauen
damage	Schaden
danger	Gefahr
danger of infection	Ansteckungsgefahr
danger of life	Lebensgefahr
dangerous	gefährlich
dangerous material	Gefahrgut
date of birth	Geburtsdatum
dead	tot , abgestorben
dead space	Totraum
dead space respiration	Totraumatmung
deadly	tödlich
deadly amanita	Knollenblätterpilz
deadly nightshade	Tollkirsche
deaf	taub (Gehör)
deafness	Taubheit (Gehör)
death	Tod
death (biological -)	Biologischer Tod
death (cerebral -)	Hirntod
death (clinical -)	Klinischer Tod
death attestation	Todesbescheinigung
death establishing	Todesfeststellung
deathcup	Knollenblätterpilz
debility	Schwäche
decapitation	Dekapitation

decay (to -)	verfallen
decelerate (to -)	verlangsamen
deceleration	Verlangsamung
declare unfit for work (to -)	krankschreiben
decompensate (to -)	dekompensieren
decompensated	dekompensiert
decompensation	Dekompensation
decompress (to -)	dekomprimieren
decompression	Dekompression
decontaminate (to -)	dekontaminieren
decontaminated	dekontaminiert
decontamination	Dekontamination
decubitus ulcer	Dekubitus
decumbency	Liegen
decumbent	liegend
defaecation	Stuhlgang
defatigation	Ermüdung
defecation	Stuhlgang
defective hearing	Schwerhörigkeit
defence	Abwehrspannung
defense	Abwehrspannung
defibrillate (to -)	defibrillieren
defibrillation	Defibrillation
defibrillator	Defibrillator
deficiency	Mangel(zustand)
deficit	Defizit
degenerate (to -)	abnutzen , degenerieren
degeneration	Abnutzung , Degeneration
degree	Grad
dehydration	Dehydration , Ausschwemmung
deligation	Abbindung
delirium	Delirium
deliver (to -)	Kind entbinden , Patient übergeben
delivery	Entbindung , Patientenübergabe
delivery room	Kreißsaal
delusion	Wahnvorstellung
dementia	Demenz
dental clinic	Zahnklinik
dentist	Zahnarzt
denture	Gebißprothese
department	Abteilung
dependence	Abhängigkeit (Drogen)
dependent	abhängig (Drogen)
depolarization	Depolarisation

depolarize (to -)	depolarisieren
deposit	Ablagerung
deposit (to -)	ablagern
depot insulin	Depotinsulin
depravation	Verschlechterung
depression	Depression , Senkung
depressive	depressiv
derivate	Derivat
dermatological	dermatologisch
dermatologist	Hautarzt , Dermatologe
dermatology	Dermatologie
descend (to -)	abfallen, absinken
descent	Abfall, Absinken
destination	Transportziel
deteriorate (to -)	verschlechtern
deterioration	Verschlechterung
detoxicate (to -)	entgiften
detoxication	Entgiftung
detoxify (to -)	entgiften
device	Gerät
dexamethasone	Dexamethason
dextran	Dextran
diabetes mellitus	Zuckerkrankheit , Diabetes mellitus
diabetic	zuckerkrank, diabetisch, Diabetiker
diagnose (to -)	diagnostizieren
diagnosis	Diagnose
diagnostic	diagnostisch
diagnostics	Diagnostik
dialysis	Dialyse
dialyze (to -)	dialysieren
diameter	Durchmesser
diaper	Windel
diaphoresis	Schweißausbruch , Diaphorese
diaphragm	Zwerchfell , Diaphragma
diarrhea	Durchfall , Diarrhoe
diarrhoea	Durchfall , Diarrhoe
diastasis	Diastase
diastole	Diastole
diastolic	diastolisch
diazepam	Diazepam
diclofenac	Diclofenac
die (to -)	sterben
diet	Diät
dietetic	diätetisch

difference	Differenz
differencial diagnosis	Differenzialdiagnose
differentiate (to -)	differenzieren
differentiation	Differenzierung
diffuse (to -)	diffundieren
diffusion	Diffusion
digest (to -)	verdauen
digestible	verdaulich
digestion	Verdauung
digestive tract	Verdauungstrakt
digital	digital
digitalis	Digitalis
digitalization	Digitalisierung
digitalize (to -)	digitalisieren
dilatation	Erweiterung , Dilatation
dilate (to -)	erweitern , dilatieren
diluent	Verdünnungsmittel
dilute (to -)	verdünnen
dilution	Verdünnung
diplopia	Doppelsehen
direct current	Gleichstrom
disaster	Katastrophe
disc	Diskus
discharge	Entladung,Entlassung aus Anstalt
discharge (to -)	entladen , aus Anstalt entlassen
disconnect (to -)	diskonnektieren
disconnektion	Diskonnektion
disease	Krankheit , Erkrankung
disinfect (to -)	desinfizieren
disinfectant	desinfizierend , Desinfektionsmittel
disinfection	Desinfektion
disk	Diskus
dislocate (to -)	dislozieren , ausrenken
dislocation	Luxation , Dislokation
disorder	Störung , Dysregulation
disorientation	Desorientierung
dispatch (to -)	disponieren
dispatcher	Disponent
dispatching centre / center	Leitstelle , Einsatzzentrale
disposable product	Einmalartikel
dissociate (to -)	entkoppeln , dissoziieren
dissociation	Entkoppelung , Dissoziation
distal	distal
distend (to -)	ausdehnen , aufblähen

distended	aufgetrieben , aufgedunsen
distension	Ausdehnung
distortion	Verstauchung , Distorsion
disturbance	Störung
diuresis	Ausschwemmung , Diurese
diuretic	diuretisch , Diuretikum
diver	Taucher
diver's paralysis	Taucherkrankheit
divergence	Divergenz
divergent	divergent
diverticulitis	Divertikulitis
diverticulum	Divertikel
diving accident	Tauchunfall
division	Zerteilung , Durchtrennung
dizziness	Schwindel
dizzy	schwindelig
doctor	Arzt , Doktor
doctor's office	Arztpraxis
doctor´s talk	Arzt-Arzt-Gespräch
dog bite	Hundebiß
donate (to -)	spenden
donation	Spende
dopamine	Dopamin
dope	Aufputschmittel, Droge, Rauschgift
dope (to -)	aufputschen
dorsal	dorsal
dosage	Dosierung
dose	Dosis
dose (to -)	dosieren
douche	Dusche
douche (to -)	duschen
drain (to -)	drainieren
drain(age)	Drainage
dress (to -)	verbinden (Verband)
dressing	Verband
dressing material	Verbandsmaterial
drop	Abfall, Absinken
droplet infection	Tröpfcheninfektion
drops	Tropfen
drown (to -)	ertrinken
drowning	Ertrinken
drowsiness	Schläfrigkeit
drowsy	schläfrig
drug	Arzneimittel , Droge , Rauschgift

drug addicted	drogenabhängig
drug addiction	Drogenabhängigkeit
drug pack	Arzneimittelpackung
drug store	Apotheke
drunken	betrunken
drunkenness	Rausch , Trunkenheit
dry cough	Reizhusten
duct	Kanal , Gang
dumb	stumm
dumpling	Knöchel
duodenum	Zwölffingerdarm , Duodenum
dura marter	Dura Marter
duty	Dienst
duty of notification	Meldepflicht
duty roster	Dienstplan
dyspnea	Atemnot , Dyspnoe
dyspneic	dyspnoisch
dyspnoea	Atemnot , Dyspnoe
dyspnoic	dyspnoisch
dysrhythmia	Rhythmusstörung
dysuria	Dysurie
dysuric	dysurisch

E	
ear	Ohr
ear buzzing	Ohrensausen
earache	Ohrenschmerzen
eardrum	Trommelfell
early defibrillation	Frühdefibrillation
ebriety	Rausch
eclampsia	Eklampsie
eclamptic	eklamptisch
ectopic	ektopisch
ectopy	Ektopie
eczema	Ekzem
edema	Ödem
edematous	ödematös
effacement	Eröffnungsphase
effect	Wirkung
efficiency	Effizienz
efficient	effizient
effusion	Erguß , Infiltration

el	Elle
el bend	Ellenbeuge
elbow	Ellenbogen
electric	elektrisch
electric burn	Strommarke
electric conduction system	Reizbildungssystem
electric current	elektrischer Strom
electrocardiogram (ECG)	Elektrokardiogramm (EKG)
electrode	Elektrode
electroencephalogram (EEG)	Elektroenzephalogramm (EEG)
electrolyte	Elektrolyt
electrolytical solution	Elektrolytlösung
electromechanical	elektromechanisch
electroshock	Elektroschock
electrothermical	elektrothermisch
elevate (to -)	hochlagern , heben
elevation	Hochlagerung , Hebung
eliminate (to -)	eliminieren
elimination	Eliminierung
embolism	Embolie
embolization	Embolisierung
embolize (to -)	embolisieren
embolus	Embolus
embryo	Embryo
emergency	Notfall
emergency call	Notruf , Notfalleinsatz
emergency case	Notfallkoffer
emergency dispatcher	Rettungsleitstellendisponent
emergency dispatching centre	Rettungsleitstelle
emergency doctor	Notarzt
emergency doctor ambulance	Notarztwagen
emergency medical service	Rettungsdienst
emergency medical service chain	Rettungskette
emergency medical technician	Rettungssanitäter
emergency medicine	Notfallmedizin
emergency physician	Notarzt
emergency room	Notaufnahme
emergent	dringend
emesis	Erbrechen , Emesis
emetic	Brechmittel
emission	Emission
emphysema	Emphysem
emphysematous	emphysematös
encephalitis	Enzephalitis

end-plate	Endplatte
endocarditis	Endokarditis
endocardium	Endokard
endocrine	endokrin
endogen	endogen
endoscope	Endoskop
endoscopic	endoskopisch
endoscopy	Endoskopie
endothelium	Endothel
endotracheal	endotracheal
endotracheal an(a)esthesia	Intubationsnarkose
endovenous	intravenös
enema	Einlauf , Klistier
enlarge (to -)	verbreitern
enlargement	Verbreiterung
enteritis	Enteritis
enzyme	Enzym
EPH gestosis	EPH-Gestose
epicardium	Epikard
epicrisis	Epikrise
epicritic	epikritisch
epidemiological	epidemiologisch
epidemiology	Epidemiologie
epidermis	Oberhaut , Epidermis
epidural	epidural
epigastrium	Epigastrium
epiglottis	Epiglottis
epiglottitis	Epiglottitis
epilepsy	Epilepsie
epileptic	epileptisch , Epileptiker
epinephrine	Adrenalin , Epinephrin
epistaxis	Nasenbluten , Epistaxis
epithelium	Epithel
equal	(seiten)gleich
equilibrium	Gleichgewicht
equipment	Ausrüstung
eruption	Ausschlag
erysipelas	Erysipel
erythema	Erythem
erythrocyte	Erythrozyt
erythrocytes aggregation inhibitor	Erythrozytenaggregationshemmer
eschar	Schorf
esophageal	ösophageal
esophagus	Ösophagus

ethanol	Äthanol
ether	Äther
ethical	ethisch
ethics	Ethik
ethyl alcohol	Äthylalkohol
etiologic	ätiologisch
etiology	Ätiologie
etomidate	Etomidat
evacuate (to -)	entleeren , evakuieren
evacuation	Entleerung , Evakuierung
evaluate (to -)	evaluieren
evaluation	Evaluation
evidence	Asservat , Beweis
exacerbation	Exazerbation
examination	Untersuchung
examine (to -)	untersuchen
exanthema	Ausschlag , Exanthem
excessive	übermäßig
excision	Exzision
excitation	Erregungszustand
excrement	Kot , Stuhl
excrete (to -)	ausscheiden
excretion	Ausscheidung
exhalation	Ausatmung , Exhalation
exhausted	matt
exitus	Tod , Exitus
exogen	exogen
expand (to -)	ausdehnen
expansion	Ausdehnung
expiration date	Verfallsdatum
expire (to -)	verfallen
explant	Explantat
explant (to -)	explantieren
explantation	Explantation
explode (to -)	explodieren
explosion	Explosion
explosive	explosiv
expulsive pain	Presswehe
exsanguinate (to -)	verbluten
exsanguination	Verbluten
exsiccated	exsikkiert
exsiccosis	Exsikkose
exspiration	Exspiration
exspiratory	exspiratorisch

exspire (to -)	exspirieren
exsudate	Exsudat
exsudative	exsudativ
extend (to -)	ausdehnen , strecken
extensor muscle	Streckmuskel
external	äußerlich
external ear	Ohrmuschel
extinguish (to -)	löschen
extra-uterine pregnancy	Extrauteringravidität
extracellular	extrazellulär
extracellular space	Extrazellulärraum
extracorpor(e)al	extrakorporal
extract (to -)	extrahieren
extraction	Extraktion
extraction collar	Halskrause
extrasystole	Extrasystole
extremity	Extremität
extrication	Rettung , Bergung
extrication collar	Halskrause
extrinsic	äußerlich , extrinsisch
extubage	Extubation
extubate (to -)	extubieren
extubation	Extubation
eye	Auge
eye globe	Augapfel
eye socket	Augenhöhle
eye tooth	Eckzahn
eyeball	Augapfel
eyebrow	Augenbraue

F	
face	Gesicht
facial paralysis	Fazialislähmung
facial skull	Gesichtsschädel
faeces	Kot , Stuhl
fail (to -)	versagen
failure	Störung , Versagen
faint (to -)	ohnmächtig werden
fainting	Ohnmacht
fall	Sturz , Abfallen , Absinken
fall (to -)	stürzen , abfallen , absinken
fall ill (to -)	erkranken
fall sick (to -)	erkranken

Fallopian tube	Eileiter
family doctor	Hausarzt
family name	Familienname
fascia	Faszie
fascial splitting	Faszienspaltung
fast (to -)	fasten
fat	fett , Fett
fatigue	Ermüdung
fatigue (to -)	ermüden
fear	Angst
fear (to -)	ängstigen
fear of death	Todesangst
febrifugal	fiebersenkend
febrifuge	Fiebermittel
febrile	fieberhaft , fiebrig , febril
feces	Kot , Stuhl
feebleness	Schwäche
feel (to -)	fühlen
feeling	Gefühl
female	weiblich
femoral pulse	Femoralispuls
femur	Femur
femural neck	Oberschenkelhals
fenoterole	Fenoterol
fentanyle	Fentanyl
festering	Eiterung
fetor	Fötor
fetus	F(o)etus
fever	Fieber
feverish	fieberhaft , fiebrig
feverish convulsive attack	Fieberkrampf
fibrillate (to -)	fibrillieren, flimmern
fibrillation	Fibrillation , Flimmern
fibrin	Fibrin
fibrosis	Fibrose
fibrous	fibrös
fibula	Wadenbein , Fibula
field	Fachrichtung
fill (to -)	aufziehen , füllen
final	final
finger	Finger
fingernail	Fingernagel
fire	Feuer , Brand
fire department	Feuerwehr

fire engine	Feuerwehrfahrzeug
fire extinguisher	Feuerlöscher
firearm	Schußwaffe
firefighter	Feuerwehrmann
fireman	Feuerwehrmann
first aid	Erste Hilfe
first name	Vorname
first responder	Ersthelfer
first stage of labo(u)r	Eröffnungsphase
first-aid kit	Verbandskasten
fistula	Fistel
fit	Anfall , passend , fit
fix (to -)	fixieren , ruhigstellen
flashing light	Blaulicht
flashlight	Taschenlampe
flatule (to -)	blähen
flatulence	Blähung
flexor	Beuger
flootgate	Schleuse
flow	(Durch)Fluß
flow meter	Flowmeter
flu	Grippe
fluid balance	Flüssigkeitsbilanz
fluid loss	Flüssigkeitsverlust
flumazenil	Flumazenil
fluorethane	Fluorethan
flush	Flush
flutter	Flattern
flutter (to -)	flattern
foam	Schaum
focal	fokal
focus	Herd , Fokus
foetor	Fötor
foetus	F(o)etus
fontanel(le)	Fontanelle
food poisoning	Lebensmittelvergiftung
foot	Fuß
force	Gewalt
force (to -)	zwingen , forcieren
forceps	Zange
forearm	Unterarm
forehead	Stirn
foreign body	Fremdkörper
forensic	forensisch

forensic medicine	Gerichtsmedizin
form (to -)	bilden
formation	(Gewebe)Bildung
forward failure	Vorwärtsversagen
fractional	fraktioniert
fractionate (to -)	fraktionieren
fracture	Bruch , Fraktur
freeze (to -)	frieren , vereisen
freezing	Vereisung
fremitus	Fremitus
frequency	Frequenz
frighten (to -)	ängstigen
frontal	vorne , frontal
frontal sinus	Stirnhöhle
frontal sinusitis	Stirnhöhlenentzündung
frostbite	Erfrierung
full arrest	Kreislaufstillstand
fulminant	fulminant
fume	Rauch(gas)
function	Funktion
function (to -)	funktionieren
fungal infection	Pilzerkrankung
fungicidal	fungizid
fungicide	Fungizid
fungus	Pilz (pathologisch)
furosemide	Furosemid
furred	pelzig
furuncle	Furunkel

G

gag reflex	Schluckreflex
gall bladder	Gallenblase
gall duct	Gallengang
gallstone	Gallenstein
gangrene	Gangrän
gas	Gas , Benzin (amerikanisch)
gas exchange	Gasaustausch
gas gangrene	Gasbrand
gash	Schnittwunde
gasping for breath	Schnappatmung
gastric acidity	Magensäure
gastric ulcer	Magengeschwür
gastritis	Gastritis

gastroenteritis	Gastroenteritis
gastrointestinal	gastrointestinal
gastroscope	Gastroskop
gastroscopic	gastroskopisch
gastroscopy	Gastroskopie
gauze	Verbandsmull
gauze bandage	Mullbinde
gel	Gel
general	allgemein
general medicine	Allgemeinmedizin
general narcosis	Vollnarkose
general practitioner	Allgemeinmediziner
generalized	generalisiert
genesis	Genese
genital	Geschlechtsorgan , Genital
geriatric	geriatrisch
geriatric nurse	Altenpfleger(in)
geriatrician	Geriater
geriatrics	Geriatrie
germ	Bakterie , Keim
German measles	Röteln
gestion	Schwangerschaft
gestosis	Gestose
get worse (to -)	verschlechtern
gingiva	Zahnfleisch
gland	Drüse
Glauber`s salt	Glaubersalz
glaucoma	Glaukom
global	allgemein , global
global insufficiency	Globalinsuffizienz
globulin	Globulin
glottis	Stimmritze , Glottis
glove	Handschuh
glucagon	Glukagon
glucocorticoid	Glukokortikoid
glucose	Glukose
glycerol nitrate	Glycerolnitrat
glyceryl trinitrate	Glyceryltrinitrat
glycogen	Glykogen
go to seed (to -)	verwahrlosen
goiter	Kropf
goitre	Kropf
gout	Gicht
gram(me)	Gramm

grand mal	Grand Mal
granulocyte	Granulozyt
granulosis	Granulose
grape sugar	Traubenzucker
Graves`disease	Basedowsche Krankheit
gravid	schwanger
gravidity	Schwangerschaft , Gravidität
graze	Schürfwunde
greenstick fracture	Grünholzfraktur
groan (to -)	stöhnen
groaning	Stöhnen
groin	Leiste
groin hernia	Leistenbruch
groom (to -)	pflegen
grow blind (to -)	erblinden
growth	Geschwulst
guardianship	Vormundschaft
guide wire	Führungsstab
gullet	Speiseröhre
gun	Schußwaffe
gunfight	Schießerei
gunshot wound	Schußverletzung
gut	Darm , Eingeweide
gyn(a)ecological	gynäkologisch
gyn(a)ecologist	Frauenarzt , Gynäkologe
gyn(a)ecology	Frauenheilkunde , Gynäkologie

H

haematemesis	Bluterbrechen , Hämatemesis
haematocrit	Hämatokrit
haematoencephalic barrier	Blut-Liquor-Schranke
haematoma	Bluterguß , Hämatom
haematothorax	Hämatothorax
haematuria	Hämaturie
haemodynamic	hämodynamisch
haemodynamics	Hämodynamik
haemofiltration	Hämofiltration
haemoglobin	Hämoglobin
haemogram	Blutbild
haemolysis	Hämolyse
haemophiliac	Bluter
haemoptysis	Bluthusten , Hämoptysis
haemorrhage	Blutung , Blutsturz

haemorrhagic	hämorrhagisch
haemorrhoids	Hämorrhoiden
haemostasis	Blutstillung , Hämostase
hair	Haar(e)
hallocinogenic	Hallozinogen , hallozinogen
hallucination	Halluzination
haloperidol	Haloperidol
halothane	Halothan
hand	Hand
handbarrow	Krankentrage
handicapped	behindert
handicapped person	Behinderter
hard of hearing	schwerhörig
harden (to -)	verhärten
hardening	Verhärtung
harm (to -)	schädigen
hashish	Haschisch
hay fever	Heuschnupfen
hazard	Risiko , Gefahr
hazardous	riskant , gefährlich
head	Kopf
head injury	Kopfverletzung
headache	Kopfschmerzen
heal (to -)	heilen
healing	Heilung , Genesung
health	Gesundheit
health insurance	Krankenkasse
health insurance certificate	Krankenschein
healthy	gesund
hear (to -)	hören
hearing	Gehör
heart	Herz
heart beating	Herzklopfen
heart failure	Herzversagen
heartbeat	Herzschlag
heartburn	Sodbrennen
heat	Hitze
heat stroke	Hitzschlag
heel	Ferse
Heimlich maneuver	Heimlich-Handgriff
helicopter	Hubschrauber
helmet	Schutzhelm
hematemesis	Bluterbrechen , Hämatemesis
hematocrit	Hämatokrit

hematoencephalic barrier	Blut-Liquor-Schranke
hematoma	Bluterguß , Hämatom
hematothorax	Hämatothorax
hematuria	Hämaturie
hemiparesis	Halbseitenlähmung , Hemiparese
hemiplegia	Hemiplegie
hemodynamic	hämodynamisch
hemodynamics	Hämodynamik
hemofiltration	Hämofiltration
hemoglobin	Hämoglobin
hemogram	Blutbild
hemolysis	Hämolyse
hemophiliac	Bluter
hemoptysis	Bluthusten , Hämoptysis
hemorrhage	Blutung , Blutsturz
hemorrhagic	hämorrhagisch
hemorrhoids	Hämorrhoiden
hemostasis	Blutstillung , Hämostase
heparin	Heparin
heparinization	Heparinisierung
heparinize (to -)	heparinisieren
hepatic	hepatisch
hepatitis	Hepatitis
hernia	Hernie
heroin	Heroin
high	hoch
hilus	Hilus
hip	Hüfte
histamine	Histamin
hoarse	heiser
hoarseness	Heiserkeit
Hodgkin`s disease	Hodgkin`sche Krankheit
hollow vein	Hohlvene
home dialysis	Heimdialyse
homeless	obdachlos
homeless person	Obdachloser
homeopathic	homöopathisch
homeopathy	Homöopathie
homoeopathic	homöopathisch
homoeopathy	Homöopathie
homogeneous	homogen
horizontally striped	quergestreift
hormon	Hormon
hormonal	hormonell

hornet	Hornisse
horny cuticle	Hornhaut der Oberhaut
hospital	Krankenhaus
hospital stay	Krankenhausaufenthalt
hospitalism	Hospitalismus
hospitalize (to -)	einweisen , hospitalisieren
human albumin	Humanalbumin
human insulin	Humaninsulin
humerus	Humerus
humidification	Befeuchtung
humidifier	Luftbefeuchter
humidify (to -)	befeuchten
hunger	Hunger
hungry	hungrig
hurt (to -)	schmerzen , verletzen
hydrocephalus	Hydrozephalus
hydrochloric acid	Salzsäure
hydrocyanic acid	Blausäure
hydrofluoric acid	Flußsäure
hydroxyethyl starch	Hydroxyethylstärke
hygiene	Hygiene
hygienic	hygienisch
hygienics	Hygiene
hyperactivity	Überfunktion
hyperbaric cabin	Überdruckkammer
hypercalc(a)emia	Hyperkalzämie
hypercalc(a)emic	hyperkalzämisch
hypercapnia	Hyperkapnie
hypercapnic	hyperkapnisch
hyperglyc(a)emia	Überzucker , Hyperglykämie
hyperglyc(a)emic	hyperglykämisch
hyperplasia	Hyperplasie
hyperplastic	hyperplastisch
hyperpotass(a)emia	Hyperkaliämie
hyperpotass(a)emic	hyperkalämisch
hypersalivation	Hypersalivation
hypersensitive	überempfindlich
hypersensitivity	Überempfindlichkeit
hypersensitization	Hypersensibilisierung
hypersensitize (to -)	hypersensibilisieren
hypersonar	hypersonar
hypertensive	blutdrucksteigernd , hypertensiv
hypertensive crisis	Hypertensive Krise
hyperthermia	Hyperthermie

hyperthermic	hypertherm
hyperthyroidism	Hyperthyreose
hypertone	hyperton
hypertonia	Hypertonie
hypertrophic	hypertroph
hypertrophy	Hypertrophie
hyperventilate (to -)	hyperventilieren
hyperventilation	Hyperventilation
hyperventilation tetany	Hyperventilationstetanie
hypervol(a)emia	Hypervolämie
hypervol(a)emic	hypervolämisch
hypoactivity	Unterfunktion
hypoalimentation	Unterernährung
hypocalc(a)emia	Hypokalzämie
hypocalc(a)emic	hypokalzämisch
hypocapnia	Hypokapnie
hypocapnic	hypokapnisch
hypoglyc(a)emia	Unterzucker , Hypoglykämie
hypoglyc(a)emic	hypoglykämisch
hypophysis	Hirnanhangdrüse , Hypophyse
hypoplasia	Hypoplasie
hypoplastic	hypoplastisch
hypopotass(a)emia	Hypokaliämie
hypopotass(a)emic	hypokalämisch
hyposensitization	Hyposensibilisierung
hyposensitize (to -)	hyposensibilisieren
hypotensive	blutdrucksenkend, hypotensiv
hypothalamus	Hypothalamus
hypothermia	Unterkühlung , Hypothermie
hypothermic	hypotherm
hypotone	hypoton
hypotonia	Hypotonie
hypoventilate (to -)	hypoventilieren
hypoventilation	Hypoventilation
hypovol(a)emia	Hypovolämie
hypovol(a)emic	hypovolämisch
hypox(a)emia	Hypoxämie
hypox(a)emic	hypoxämisch
hypoxia	Hypoxie
hypoxic	hypoxisch

I

ibuprofen	Ibuprofen
ice pack	Eisbeutel
icterus	Gelbsucht , Ikterus
idiopathic	idiopathisch
idiopathy	Idiopathie
ileocecal valve	Ileozökalklappe
ileum	Dünndarm , Ileum
ileus	Darmverschluß , Ileus
ill	krank , Kranke(r)
illness	Krankheit , Erkrankung
imminent	imminent
immobilization	Schienung , Immobilisation
immobilize (to -)	immobilisieren
immune	immun
immune system	Immunsystem
immunization	Immunisierung , Impfung
immunize (to -)	immunisieren , impfen
impact (to -)	einklemmen
impacted	eingeklemmt
impairment	Störung
impale injury	Pfählungsverletzung
implant	Implantat
implant (to -)	implantieren
implantation	Implantation
impress (to -)	imponieren
impressed fracture	Impressionsfraktur
improve (to -)	(ver)bessern
improvement	(Ver)Besserung
in-patient treatment	stationäre Behandlung
inadequate	inadäquat
inappetance	Appetitlosigkeit
inborn	angeboren
incarcerate (to -)	einklemmen , inkarzerieren
incarceration	Einklemmung , Inkarzeration
incidence	Inzidenz
incident	inzident
incisor	Schneidezahn
incompatibility	Unverträglichkeit , Inkompatibilität
incompatible	unverträglich , inkompatibel
inconspicuous	unauffällig
incontinence	Inkontinenz
incontinent	inkontinent
increase	Steigerung , Anstieg

increase (to -)	steigern , ansteigen
increase in pressure	Druckerhöhung
incubator	Inkubator
incurable	unheilbar , inkurabel
indicate (to -)	indizieren
indicated	indiziert
indication	Indikation
indigestible	unverdaulich
indisposed	unpäßlich
indisposition	Unpäßlichkeit
indolent	schmerzlos
induration	Verhärtung
indwelling catheter	Verweilkatheter
inebriant	berauschend , Rauschmittel
inebriate	betrunken
inebriation	Rausch
inefficient	wirkungslos
infant	Säugling
infantile paralysis	Kinderlähmung
infarct (to -)	infarzieren
infarct(ion)	Infarkt , Infarzierung
infavo(u)rable	infaust
infect (to -)	anstecken , infizieren , verseuchen
infection	Ansteckung , Infektion
infectiosity	Infektiosität
infectious	ansteckend , infektiös
infectious disease	Infektionskrankheit
infective	ansteckend , infektiös
infectivity	Infektiosität
infiltrate	Infiltrat
infiltrate (to -)	infiltrieren
infiltration	Erguß , Infiltration
infiltration an(a)esthesia	Infiltrationsanästhesie
infirmary	Verbandsplatz
inflame (to -)	entzünden
inflammation	Entzündung
inflow congestion	Einflußstauung
influenza	Grippe
infuse (to -)	infundieren
infusion	Infusion
infusion pump	Infusionspumpe
infusion set	Infusionsbesteck
ingestion	Ingestion
inguinal hernia	Leistenbruch

inhalation	Einatmung , Inhalation
inhalation an(a)esthesia	Inhalationsanästhesie
inhalation trauma	Inhalationstrauma
inhalator	Inhalationsgerät
inhale (to -)	inhalieren
inhomogeneous	inhomogen
initial	initial
inject (to -)	injizieren
injection	Injektion
injure (to -)	verletzen , schädigen
injurious	schädlich
injury	Verletzung
inner ear	Innenohr
innocuous	unschädlich
inoculate (to -)	impfen , inokulieren
inoculation	Impfung , Inokulation
inoperable	inoperabel
inotropic	inotrop
insanitary	unhygienisch
insanity	Geisteskrankheit
insect bite	Insektenstich
insensibility	Gefühllosigkeit
insensible	gefühllos
insert (to -)	einführen
inside	innen
inspiration	Inspiration
inspiratory	inspiratorisch
inspire (to -)	inspirieren
instabile	instabil
instability	Instabilität
instable	instabil
instrument	Instrument
instruments	Besteck
insufficiency	Insuffizienz
insufficient	insuffizient
insulin	Insulin
insulin-dependent	insulinpflichtig
insult	Insult
intake	Einnahme , Einfuhr
integument	Haut , Integument
intensive	intensiv
intensive care	Intensivpflege
intensive care unit	Intensivstation
intensive treatment	Intensivbehandlung

intensive treatment-dependent	intensivpflichtig
intercostal	interkostal
intercostal space	Interkostalraum
intermenstrual bleeding	Zwischenblutung
intermit (to -)	intermittieren
intermittent	intermittierend
internal	intern(istisch) , innerlich
internist	Internist
interstitial	interstitiell
interstitium	Interstitium
interval	Intervall
intervene (to -)	intervenieren
intervention	Intervention
intervertebral disc / disk	Bandscheibe
intestinal	intestinal
intestinal h(a)emorrhage	Darmblutung
intestine	Darm
intestines	Eingeweide
intoxicate (to -)	intoxikieren
intoxication	Vergiftung , Intoxikation
intraarterial	intraarteriell
intracardial	intrakardial
intracellular	intrazellulär
intracellular space	Intrazellulärraum
intracranial	intrakranial
intramuscular	intramuskulär
intraocular pressure	Augeninnendruck
intraosseous	intraossär
intravascular	intravasal
intravenous	intravenös
intrinsic	innerlich , intrinsisch
intubate (to -)	intubieren
intubation	Intubation
intubation set	Intubationsbesteck
invasive	invasiv
inverse	invers
iodine	Jod
ion	Ion
irregular	unregelmäßig
irregularity	Unregelmäßigkeit , Dysregulation
irreversible	irreversibel
irrigate (to -)	spülen
irrigation	Spülung
irritate (to -)	reizen

irritation	Reizung
isch(a)emia	Ischämie
isch(a)emic	ischämisch
isolate (to -)	isolieren
isolation	Isolierung
isolation ward	Isolierstation
isosorbide dinitrate	Isosorbitdinitrat
isotone	isoton
isotonic	isotonisch
isthmus	Isthmus
itch (to -)	jucken , kribbeln
itch(ing)	Kribbeln

J

jaundice	Gelbsucht
jaw	Kiefer
jaw surgery	Kieferchirurgie
joint	Gelenk
joule	Joule

K

keep safe (to -)	asservieren
ketamine	Ketamin
ketoacidosis	Ketoazidose
ketone body	Ketonkörper
kidney	Niere
kidney calculus	Nierenstein
kidney dish	Nierenschale
kidney stone	Nierenstein
kilogram(me)	Kilogramm
knee	Knie
knee bend	Kniebeuge
knee-crocking	Kniebeuge
kneecap	Kniescheibe
knife	Messer
knifing	Messerstecherei
Kußmaul's breathing	Kußmaul'sche Atmung

L

labile	labil
labor	Geburt
labor (to be in -)	kreißen
labor pains	Geburtswehen
laboratory report	Laborwerte
labour	Geburt
labour (to be in -)	kreißen
labour pains	Geburtswehen
laceration	Schnittwunde , Platzwunde
lack	Mangel
lacrimal fluid	Tränenflüssigkeit
lacrimation	Tränen
lactate	Laktat
laparoscope	Laparoskop
laparoscopical	laparoskopisch
laparoscopy	Laparoskopie
laparotomize (to -)	laparotomieren
laparotomy	Laparotomie
large intestine	Dickdarm
laryngoscope	Laryngoskop
laryngoscopic	laryngoskopisch
laryngoscopy	Laryngoskopie
larynx	Kehlkopf , Larynx
latency period	Latenzzeit
latent	latent
lateral	lateral
laughing gas	Lachgas
lavage	Spülung , Lavage
laxative	abführend , Abführmittel
lay (to -)	lagern
lay helper	Laienhelfer
lead	Ableitung (EKG) , Leitung
left bundle-branch block	Linksschenkelblock
leg	Bein , Schenkel
lens	Linse
lesion	Verletzung , Läsion
lethal	letal
lethality	Letalität
leucocyte	Leukozyt
leuk(a)emia	Leukämie
leukocyte	Leukozyt
liability insurance	Haftpflichtversicherung
lid	Augenlid

lidocaine	Lidocain
lie (to -)	liegen
life	Leben
life expectancy	Lebenserwartung
life-saving	lebensrettend
life-threatening	lebensbedrohlich
lifeguard	Rettungsschwimmer
ligament	(Gelenk)Band
ligate (to -)	abbinden
ligation	Abbindung
lightning shock	Blitzschlag
limb	Körperglied
limp (to -)	hinken
lip	Lippe
liquor amnii	Fruchtwasser
live (to -)	leben
liver	Leber
livid	livid
livor mortis	Leichenfleck
load (to -)	(auf)laden
load(ing)	(Auf)Ladung
local	lokal
loin	Lende
long-term medication	Dauermedikation
long-term ventilation	Langzeitbeatmung
lope	(Lungen)Lappen
loss	Verlust
low	niedrig
lower (to -)	erniedrigen
lower abdomen	Unterbauch
lower arm	Unterarm
lower jaw	Unterkiefer
lower leg	Unterschenkel
lower lobe	Unterlappen
lowering	Senkung
lozenge	Tablette
lumbago	Hexenschuß , Lumbago
lumbar spinal column	Lendenwirbelsäule
lumbar vertebra	Lendenwirbel
lumen	Lumen
lung	Lunge(nflügel)
lung embolism	Lungenembolie
lung(s)	Lunge
luxate (to -)	verrenken , luxieren

luxation	Verrenkung , Luxation
lye	Lauge
lying	liegend
lymph	Lymphe
lymph node	Lymphknoten
lymph(atic) system	Lymphsystem
lymphogranulomatosis	Lymphogranulomatose
lymphoma	Lymphom
lymphostasis	Lymphstauung
lyse (to -)	lysieren
lyserg	LSD
lysis	Lyse

M

magnesium	Magnesium
male	männlich
malfunction	Funktionsstörung , Malfunktion
malignant	bösartig , maligne
malinger (to -)	simulieren
malingerer	Simulant
Mallory-Weiss syndrome	Mallory-Weiss Syndrom
malnutrition	Unterernährung
maltreat (to -)	mißhandeln
maltreatment	Mißhandlung
mam(m)ila	Brustwarze
mandatory	Zwangs-...
mandible	Unterkiefer
mandrin	Mandrin
mania	Manie
manic	manisch
manifestate (to -)	manifestieren
manifestation	Manifestation
manual	manuell
marbleization	Marmorierung
marcumar	Marcumar
marginal	marginal
marijuana	Marihuana
marmoration	Marmorierung
marrow	(Knochen)Mark
mask	Maske
mast cell	Mastzelle
maternity ward	Entbindungsstation
matter	Substanz , Eiter

matter (to -)	eitern
maxilla	(Ober)Kiefer
maxillary surgery	Kieferchirurgie
maximum care	Maximalversorgung
McBurney's point	McBurney-Punkt
measles	Masern
measure	Maßnahme
measure (to -)	messen
measurement	Messung
measuring instrument	Meßgerät
measuring probe	Meßsonde
mechanical	mechanisch
mechanism	Mechanismus
medial	medial
mediastinal flutter	Mediastinalflattern
mediastinum	Mediastinum
medic	ärztlich , medizinisch , Mediziner
medical	medizinisch , ärztlich
medical data	Krankenakte
medical engineering	Medizintechnik
medical history	Krankengeschichte
medical record	Krankenblatt
medical report	Arztbrief
medicament	Medikament
medication	Medikation
medicine	Medizin
medicolegal	gerichtsmedizinisch
medulla	Medulla
mel(a)ena	Teerstuhl , Melaena
membrane	Membran
Mènière's disease	Morbus Mènière
meninges	Gehirnhaut
meningism	Meningismus
meningitis	Gehirnhautentzündung , Meningitis
meniscus	Meniskus
menopause	Wechseljahre
menses	Regelblutung , Menstruation
menstruation	Regelblutung , Menstruation
mental	geistig , mental
mental disease	Geisteskrankheit
mentally ill	geisteskrank , Geisteskranke(r)
mesenterial infarct	Mesenterialinfarkt
mesenterial vessel	Mesenterialgefäß
mesentery	Mesenterium

mesial	mesial
metabolic	metabolisch
metabolism	Stoffwechsel , Metabolismus
metacarpal bones	Mittelhandknochen
metallic	metallisch
metamizole	Metamizol
metastasis	Metastase
metastasize (to -)	metastasieren
metatarsal bones	Mittelfußknochen
meteorism	Meteorismus
methadone	Methadon
methaemoglobin	Methämoglobin
methanol	Methanol
methemoglobin	Methämoglobin
methyl alcohol	Methylalkohol
methyldigoxin	Methyldigoxin
metoclopramide	Metoclopramid
microcirculation	Mikrozirkulation
miction	Miktion
micturition	Wasserlassen
midazolame	Midazolam
midriff	Zwerchfell , Diaphragma
midwife	Hebamme
migraine	Migräne
milligram(me)	Milligramm
millilitre / milliliter	Milliliter
miosis	Miosis
miscarriage	Fehlgeburt
misdiagnosis	Fehldiagnose
misuse	Mißbrauch
misuse (to -)	mißbrauchen
mitigate (to -)	lindern
mitigation	Linderung
mitral stenosis	Mitralstenose
mitral valve	Mitralklappe
mobile intensive care unit	Intensivtransportwagen
mobilization	Mobilisierung
mobilize (to -)	mobilisieren
molar	Backenzahn , Molar
molecular	molekular
molecular weight	Molekulargewicht
monitor	Monitor
monitoring	Überwachung , Monitoring
monofocal	monofokal

monotopic	monotop
morbid	morbid
morphine	Morphin
mortal	tödlich , mortal
mortality	Sterblichkeit , Mortalität
mortified	abgestorben
mortify (to -)	absterben
motor	Motor , motorisch
mountain rescue service	Bergwacht
mouth	Mund
mouth-to-mouth insufflation	Mund-zu-Mund-Beatmung
mouth-to-nose insufflation	Mund-zu-Nase-Beatmung
move (to -)	bewegen
movement	Bewegung
mucolytic	mukolytisch , Mukolytikum
mucosa	Mukosa
mucous	schleimig , mukös
mucous membrane	Schleimhaut
mucus	Schleim
multifocal	multifokal
multiorgan failure	Multiorganversagen
multipara	Mehrgebärende , Multipara
multiple sclerosis	Multiple Sklerose
multiple trauma	Polytrauma
mumps	Mumps
muscle	Muskel
muscle relaxant	Muskelrelaxans
muscle wasting	Muskelschwund
muscles	Muskulatur
muscular system	Muskulatur
musculature	Muskulatur
mute	stumm
myasthenia gravis	Myasthenia gravis
myasthenic	myasthenisch
mydriasis	Mydriasis
myocardiac	myokardial
myocardial	myokardial
myocardial insufficiency	Herzinsuffizienz
myocarditis	Myokarditis
myocardium	Myokard
myoma	Myom
myopathic	myopathisch
myopathy	Myopathie

N

nail	Nagel
nalbuphine	Nalbuphin
naloxone	Naloxon
nape	Nacken
nape of the neck	Genick
napkin	Damenbinde , Vorlage
nappy	Windel
narcosis	Narkose
narcotic	Betäubungsmittel , Narkotikum
narrow (to -)	verengen
narrowing	Verengung
narrowness	Enge(gefühl)
nasal	nasal
nasal bone	Nasenbein
nasal probe	Nasensonde
nasal root	Nasenwurzel
nasal septum	Nasenscheidewand
nasal wing	Nasenflügel
nausea	Übelkeit , Brechreiz
navel	Nabel
navel hernia	Nabelbruch
near drowning	Beinahe-Ertrinken
nebulize (to -)	vernebeln
nebulizer	Vernebler
neck	Hals
neck support	Halskrause
neck vein congestion	Halsvenenstauung
neclect	Verwahrlosung
neclect (to -)	verwahrlosen
necropsy	Leichenschau
necrose (to -)	nekrotisieren
necrosis	Nekrose
necrotic	nekrotisch
necrotize (to -)	nekrotisieren
need	Bedarf
negative	negativ
neonate	Neugeborenes
nephritis	Nierenentzündung , Nephritis
nerve	Nerv
nervous	nervlich , nervös
nervous breakdown	Nervenzusammenbruch
nervous system	Nervensystem
nervous system (central -)	Zentrales Nervensystem

neuralgia	Neuralgie
neuralgic	neuralgisch
neuroleptic	neuroleptisch , Neuroleptikum
neurological	neurologisch
neurologist	Neurologe
neurology	Neurologie
neuropathic	nervenkrank
neuropathy	Nervenkrankheit
neurosis	Neurose
neurosurgeon	Neurochirurg
neurosurgery	Neurochirurgie
neurosurgical	neurochirurgisch
neurotic	neurotisch
neutralization	Neutralisation
neutralize (to -)	neutralisieren
newborn	Neugeborenes
nicotine	Nikotin
nipple	Brustwarze
nitric acid	Salpetersäure
nitrogene	Stickstoff
nitroglycerin	Nitroglycerin
nonmedical practitioner	Heilpraktiker
norepinephrine	Noradrenalin
normal	normal
normal value	Normbereich
normality	Normalität
normalization	Normalisierung
normalize (to -)	normalisieren
normotensive	normoton
nose	Nase
nosebleed(ing)	Nasenbluten , Epistaxis
nostril	Nasenloch
notifiable	meldepflichtig
nourish (to -)	ernähren
nourishment	Nahrung , Ernährung
noxa	Noxe
nucha	Genick
nuclear spin tomography	Kernspintomographie
numb	gefühlstaub
numbness	Taubheitsgefühl
nurse	Krankenschwester , Krankenpfleger
nurse (to -)	pflegen
nursing	Krankenpflege
nursing home	Pflegeheim

nursing personnel	Pflegepersonal
nutrition	Ernährung

O

obsolete	obsolet
obstetric ward	Entbindungsstation
obstetrician	Geburtshelfer
obstetrics	Geburtshilfe
obstruct (to -)	verschließen , verstopfen
obstruction	Verschluß , Obstruktion
obstructive	obstruktiv
obtainable by prescription only	verschreibungspflichtig
obviate (to -)	vorbeugen
occipital	occipital
occlusion	Verschluß , Okklusion
occupational accident	Arbeitsunfall
occupational medicine	Arbeitmedizin
oculist	Augenarzt
odo(u)r	Geruch
oedema	Ödem
oedematous	ödematös
oesophageal	ösophageal
oesophageal varice	Ösophagusvarize
oesophagus	Ösophagus
ointment	Salbe
old people`s home	Altersheim
oliguria	Oligurie
oliguric	oligurisch
omphalotomize (to -)	abnabeln
omphalotomy	Abnabelung
on call duty	Rufbereitschaft
oncological	onkologisch
oncologist	Onkologe
oncology	Onkologie
oncotic	onkotisch
onset	Anfall
opacity	Schatten , Verschattung , Opazität
operate (to -)	operieren
operating room	Operationssaal
operating table	Operationstisch
operating theatre / theater	Operationssaal
operation	Einsatz , Operation
operative	operativ

operator	Telefonist , Operateur
ophthalmologist	Augenarzt
opiate	Opiat
optic nerve	Sehnerv
oral	oral
orbit	Augenhöhle , Orbita
orciprenaline	Orciprenalin
organ	Organ
organ donation	Organspende
organ donor	Organspender
organ failure	Organversagen
organ receiver	Organempfänger
organic	organisch
organism	Organismus
organophosphate	Organophosphat
orientated	orientiert
orientation	Orientierung
orifice	Körperöffnung
orthop(a)edic	orthopädisch
orthop(a)edics	Orthopädie
orthop(a)edist	Orthopäde
orthopn(o)ea	Orthopnoe
osmosis	Osmose
osmotic	osmotisch
ossification	Verknöcherung
ossify (to -)	verknöchern
osteoporosis	Osteoporose
otorhinolaryngologist	Hals-Nasen-Ohrenarzt
otorhinolaryngology	Hals-Nasen-Ohrenheilkunde
outer ear	Außenohr
outpatient department	Krankenhausambulanz
output	Ausfuhr
outside	außen
ovary	Eierstock
over-the-needle-catheter	Braunüle
overdose	Überdosis
overdose (to -)	überdosieren
overexert (to -)	überanstrengen
overexertion	Überanstrengung
overfed	überernährt
overhydratation	Überwässerung
overnourished	überernährt
overpressure	Überdruck
overweight	Übergewicht , übergewichtig

ovulation inhibitor	Ovulationshemmer
ovule	Ovulum
ovum	Eizelle
oxidation	Oxidation
oxidize (to -)	oxidieren
oxygen	Sauerstoff
oxygen catheter	Sauerstoffsonde
oxygen consumption	Sauerstoffverbrauch
oxygen cylinder	Sauerstoff-Flasche
oxygen mask	Sauerstoffmaske
oxygen spectacles	Sauerstoffbrille
oxygenate (to -)	oxygenisieren
oxygenation	Oxygenisierung
oxygenic	sauerstoffreich
oxygenless	sauerstoffarm
oxymetric	oxymetrisch
oxymetry	Oxymetrie

P

pacemaker	Schrittmacher
pacemaker defect	Schrittmacherdefekt
pacer	Schrittmacher
pacing	Schrittmacherbehandlung
paddle	Elektrode (Defibrillator)
paediatric	pädiatrisch
paediatric nurse	Kinderkrankenschwester
paediatrician	Kinderarzt , Pädiater
paediatrics	Kinderheilkunde , Pädiatrie
paediatrist	Kinderarzt , Pädiater
pain	Schmerz
pain (to -)	schmerzen
painful	schmerzhaft
painless	schmerzlos
palate	Gaumen
pale	blaß
paleness	Blässe
pallescence	Blässe
pallor	Blässe
palpate (to -)	palpieren , abtasten
palpation	Palpation
palpatory	palpatorisch
palsy	Lähmung
pancreas	Bauchspeicheldrüse , Pankreas

pancreatitis	Pankreatitis
panel doctor	Kassenarzt
panel patient	Kassenpatient
paradoxical	paradox
paraesthesia	Parästhesie
paralysis	Lähmung , Paralyse
paralytic	gelähmt , Gelähmte(r) , paralytisch
paralyze (to -)	lähmen
paramedic	Rettungsassistent
paramedic instructor	Lehrrettungsassistent
parameter	Parameter
paranasal sinus	Nasennebenhöhle
paranasal sinusitis	Nasennebenhöhlenentzündung
paranoia	Paranoia
paranoid	paranoid
paraplegia	Querschnittslähmung , Paraplegie
parasympathetic	Parasympathikus
parasympathetical	parasympathisch
parasympathicolytic	parasympathikolytisch (-es Mittel)
parasympathicomimetic	parasympathikomimetisch (-es M.)
parasympathicus	Parasympathikus
paravenous	paravenös
parenchyma	Parenchym
parenteral	parenteral
paresis	Parese
paresthesia	Parästhesie
paretic	paretisch
parietal	parietal
Parkinson's disease	Morbus Parkinson
paroxysmal	paroxysmal
partial	partial , partiell
partial pressure	Partialdruck
parturient	Gebärende , Kreißende
parturition	Geburt
pass water (to -)	Wasser lassen
passive	passiv
patella	Patella
pathogen	Erreger
pathogenesis	Pathogenese
pathogenetic	pathogenetisch
pathological	krankhaft , pathologisch
pathologist	Pathologe
pathology	Pathologie
pathophysiological	pathophsyiologisch

pathophysiology	Pathophysiologie
patient	Patient
patient delivery	Patientenübergabe
patient transport(ation)	Krankentransport
pedal pulse	Fußpuls
pediatric	pädiatrisch
pediatric nurse	Kinderkrankenschwester
pediatrician	Kinderarzt , Pädiater
pediatrics	Kinderheilkunde , Pädiatrie
pediatrist	Kinderarzt , Pädiater
pelvic ring	Beckenring
pelvis	Becken
penetrate (to -)	penetrieren
penetration	Penetration
penicillin	Penizillin
penis	Penis
pentazocine	Pentazocin
per cent	Prozent , prozentig
percuss (to -)	abklopfen
percussion	Perkussion
percussion sound	Klopfschall
percutaneous	perkutan
perforate (to -)	perforieren
perforation	Durchbruch , Perforation
perfusion	Perfusion
pericarditis	Perikarditis
pericardium	Herzbeutel , Perikard
peridural an(a)esthesia	Periduralanästhesie
perineal rupture	Dammriß
perineum	Damm
period	Periode
period pains	Periodenschmerzen
periosteum	Knochenhaut
peripheral	peripher
periphery	Peripherie
perish from cold (to -)	erfrieren
peritoneum	Bauchfell , Peritoneum
peritonitis	Bauchfellentzündung , Peritonitis
periumbilical	periumbilikal
permanent catheter	Dauerkatheter , Verweilkatheter
permeability	Permeabilität
permeable	permeabel
perone	Wadenbein
persist (to -)	persistieren

persistent	persistierend
persistent pain	Dauerschmerz
personal hygiene	Körperpflege
personnel	Personal
perspiration	Schweißausbruch
perspire (to -)	schwitzen
petechia	Petechie
petechial	petechial
pethidine	Pethidin
petit mal	Petit Mal
petrol	Benzin
petrous bone	Felsenbein
PH level	PH-Wert
phantom	Phantom
pharmacist	Apotheker
pharmacological	pharmakologisch
pharmacologist	Pharmakologe
pharmacology	Pharmakologie
pharmacy	Apotheke
pharyngeal tube	Pharyngealtubus
pharyngitis	Pharyngitis
pharynx	Pharynx
phase	Phase
phlebitis	Venenentzündung , Phlebitis
phlegm	Schleim
phlegmon	Phlegmone
phobia	Phobie
physical	körperlich , physikalisch
physician	Arzt , Mediziner
physics	Physik
physiological	physiologisch
physiologist	Physiologe
physiology	Physiologie
physiotherapist	Krankengymnast(in)
physiotherapy	Krankengymnastik
pia marter	Pia Marter
pill	Pille
pillow	Kissen
pindolole	Pindolol
pinna	Außenohr
piritramide	Piritramid
pituitary gland	Hirnanhangdrüse , Hypophyse
placebo	Plazebo
placenta	Nachgeburt , Plazenta

placenta pr(a)evia	Plazenta praevia
placental stage	Nachgeburtsphase
plaque	Ablagerung , Plaque
plasma	Plasma
plasma expander / extender	Plasmaexpander
plaster	Gips , Pflaster
plaster cast	Gipsverband
platelet	Thrombozyt
pleura	Brustfell , Rippenfell , Pleura
pleural space	Pleuraspalt
pleurisy	Brustfellentzündung , Pleuritis
plexus an(a)esthesia	Plexusanästhesie
plug	Stöpsel
plug (to -)	abstöpseln
pneumogastric nerve	Vagus
pneumonia	Lungenentzündung , Pneumonie
pneumothorax	Pneumothorax
poison	Gift
poison (to -)	vergiften
poisoning	(exogene) Vergiftung
police	Polizei
policeman	Polizeibeamter
poliomyelitis	Kinderlähmung , Poliomyelitis
polyp	Polyp
polytopic	polytop
polytoxicomania	Polytoxikomanie
polytoxicomanic	Polytoxikomane,polytoxikomanisch
polytrauma	Polytrauma
polyuria	Polyurie
portal vein	Pfortader
positive	positiv
post code	Postleitzahl
posterior	hinten , Hinter-... , posterior
posterior myocardial infarct(ion)	Hinterwandinfarkt
posth(a)emorrage	Nachblutung
postmortem lividity	Leichenfleck
postnatal	postnatal
postulate (to -)	postulieren
pot	Marihuana , Pot
potassium	Kalium
potential difference	Potentialdifferenz
practical	praktisch
practice	Praxis
pre-eclampsia	Präeklampsie

pre-eclamptic	präeklamptisch
precipitate delivery	Sturzgeburt
preclinic	Präklinik
preclinical	präklinisch
precordial thump	Präkordialschlag
prednisolone	Prednisolon
prefinal	präfinal
pregnancy	Schwangerschaft
pregnancy test	Schwangerschaftstest
pregnant	schwanger
preinfarctation angina	instabile Angina Pektoris
preload	Vorlast
premate	Frühgeborenes
premature	verfrüht
premature beat	Extrasystole
premature birth	Frühgeburt
premedication	Prämedikation
prenatal	pränatal
preparation	Präparat
prescribe (to -)	verschreiben
prescription	Arzneirezept
press (to -)	drücken
pressure	Druck
pressure assisted	druckunterstützt
pressure bandage	Druckverband
pressure controlled	druckkontrolliert
pressure infusion	Druckinfusion
pressure pain	Druckschmerz
pressure point	Druckpunkt
pressure pulse	Druckpuls
pressure relief	Druckentlastung
pressureless	drucklos
pressurelessness	Drucklosigkeit
prevalence	Prävalenz
prevalent	prävalent
prevent (to -)	vorbeugen
prevention	Vorbeugung , Prävention
preventive	vorbeugend , präventiv
prick (to -)	stechen (Nadel)
primary	primär
primipara	Erstgebärende , Primipara
private patient	Privatpatient
proctological	proktologisch
proctologist	Proktologe

proctology	Proktologie
prodromal stage	Vorwehen
professional discretion	Schweigepflicht
professional liability insurance	Berufshaftpflichtversicherung
prognosis	Prognose
prognostic	prognostisch
prognosticate (to -)	prognostizieren
progression	Progredienz , Progressivität
progressive	progredient , progressiv
prolapse	Vorfall , Prolaps
prolapsed cord incident	Nabelschnurvorfall
prolong (to -)	prolongieren
promethazine	Promethazin
pronation	Pronation
prone position	Bauchlage
prophylactic	prophylaktisch
prophylaxis	Prophylaxe
prospective	prospektiv
prostate	Prostata
prosthesis	Prothese
prostration	Kollaps
protective clothing	Schutzkleidung
protective glove	Schutzhandschuh
protective reflex	Schutzreflex
protective vaccination	Schutzimpfung
protein	Protein
protract (to -)	protrahieren
protrusion	Protrusion
provide (to -)	versorgen
provision	Versorgung , Vorsorge
proximal	proximal
pruritus	Juckreiz
prussic acid	Blausäure
pseudo croup	Pseudo Krupp
psyche	Psyche
psychiatric	psychiatrisch
psychiatrist	Psychiater
psychiatry	Psychiatrie
psychic(al)	psychisch
psycho-drug	Psychopharmakon
psychological	psychologisch
psychologist	Psychologe
psychology	Psychologie
psychosis	Psychose

psychosomatic	psychosomatisch
psychosomatics	Psychosomatik
psychotic	psychotisch
ptosis	Ptosis
pubic bone	Schambein
puffiness	Schwellung
pull (to -)	zerren , ziehen
pulled	gezerrt
pulmonary	pulmonal
pulmonary (o)edema	Lungenödem
pulmonary valve	Pulmonalklappe
pulmonic	pulmonal
pulmonic circulation	Lungenkreislauf
pulsate (to -)	pulsieren
pulsatile	pulsierend
pulse	Puls
pulse deficit	Pulsdefizit
pulse oxymetry	Pulsoxymetrie
pulseless	pulslos
pulselessness	Pulslosigkeit
pumping failure	Pumpversagen
punction	Punktion
puncture (to -)	punktieren
pupil	Pupille
pupil lamp	Pupillenlampe
pupillary difference	Pupillendifferenz
pupillary rigidity	Pupillenstarre
purgative	abführend , Abführmittel
purge (to -)	abführen
Purkinje's fibre / fiber	Purkinje-Faser
pus	Eiter
pyelitis	Nierenbeckenentzündung, Pyelitis
pyrexia	Fieber
pyrexial	fieberhaft , fiebrig
pyrogenic	pyrogen

Q	
Q-fever	Q-Fieber
Quick test	Quicktest
Quincke's (o)edema	Quincke-Ödem

R

rabies	Tollwut
rachitic	rachitisch
rachitis	Rachitis
radial	radial
radial pulse	Radialispuls
radiate (to -)	(be)strahlen , ausstrahlen
radiation	(Be)Strahlung , Ausstrahlung
radiation accident	Strahlenunfall
radiation protection	Strahlenschutz
radiation treatment	Strahlenbehandlung , Bestrahlung
radio	Funk
radio (to -)	funken
radioactive	radioaktiv
radioactivity	Radioaktivität
radiological	radiologisch
radiologist	Radiologe
radiology	Radiologie
radiopaque medium	Kontrastmittel
radius	Speiche
raise (to -)	steigern , erhöhen , hochlagern
raising	Steigerung,Erhöhung,Hochlagerung
rale	Rasselgeräusch
rape	Vergewaltigung
rape (to -)	vergewaltigen
rash	Ausschlag
rate	Frequenz
rattle (to -)	rasseln
react (to -)	reagieren
reaction	Reaktion
readiness	Bereitschaft
reanimate (to -)	wiederbeleben , reanimieren
reanimation	Wiederbelebung , Reanimation
reason	Ursache , Grund
rebound tenderness	Loslaßschmerz
recent (- infarct)	frisch (-er Infarkt)
receptor	Rezeptor
recharge	Entladung
recharge (to -)	entladen
recharging	Erregungsrückbildung
record	Protokoll , Aufzeichnung
recover (to -)	genesen , bergen
recovery	Genesung
recovery room	Aufwachraum

recovery ward	Wachstation
rectal	rektal
rectum	Mastdarm , Rektum
recumbent	liegend , Liegen , Lagerung
reddening	Rötung
reduce (to -)	erniedrigen , reponieren
reducing valve	Druckbegrenzer
reduction	Erniedrigung , Reposition
refer (to -)	überweisen (Facharzt)
referral	Überweisung (Facharzt)
referral slip	Über- / Einweisungsschein
reflective	reflektorisch
reflex	Reflex
reflux	Reflux
refractory	refraktär
refresh (to -)	auffrischen
refreshing vaccination	Auffrischungsimpfung
refusal	(Ver)Weigerung
refuse (to -)	(ver)weigern
regress (to -)	zurückbilden
regression	Rückbildung
regular	regelmäßig
regularity	Regelmäßigkeit
regulate (to -)	regulieren
regulation	Regulation
regurgitate (to -)	regurgitieren
regurgitation	Regurgitation
rehabilitate (to -)	rehabilitieren
rehabilitation	Rehabilitation
relapse	Rückfall , Rezidiv
relapse (to -)	rezidivieren
relapsing	rezidivierend
relax (to -)	relaxieren , entspannen
relaxant	Relaxans
relaxive	relaxierend
relief	Entlastung
relieve (to -)	entlasten
remarkable	auffällig
removal	Entfernung
remove (to -)	entfernen
renal	renal
renal bed	Nierenlager
renal calculus	Nierenstein
renal colic	Nierenkolik

renal failure	Nierenversagen
renal pelvis	Nierenbecken
renal shutdown	Harnsperre
renal stone	Nierenstein
repetition	Repetition
replenish (to -)	auffüllen
replenishment	Auffüllung
repolarization	Repolarisation
repolarize (to -)	repolarisieren
report	Bericht , Protokoll
reposition	Reposition , Reponierung
reproductive organ	Geschlechtsorgan
rescue	Rettung , Bergung
rescue (to -)	retten , bergen
rescue helicopter	Rettungshubschrauber
resection	Resektion
reservoir	Reservoir
reset	Einrenkung
reset (to -)	einrenken
residence	Wohnort
residual volume	Restvolumen , Residualvolumen
resistance	Abwehrkräfte , Resistenz
resistent	resistent
respiration	Atmung , Beatmung , Respiration
respirator	Beatmungsgerät
respiratory	respiratorisch
respiratory centre / center	Atemzentrum
respiratory distress	Atemnot , Dyspnoe
respiratory minute volume	Atemminutenvolumen
respiratory paralysis	Atemlähmung
respire (to -)	respirieren
response time	Hilfsfrist
responsive	ansprechbar
rest	Ruhe
rest (to -)	ausruhen , lagern
resting pain	Ruheschmerz
restless	unruhig
restlessness	Unruhe
restriction	Restriktion
restrictive	restriktiv
resusciate (to -)	wiederbeleben , reanimieren
resusciation	Wiederbelebung , Reanimation
resusciator	Beatmungsgerät
retch (to -)	würgen

retention	Retention
retina	Netzhaut , Retina
retractions	Einziehungen
retrospective	retrospektiv
retrosternal	retrosternal
reversible	reversibel
rhesus factor	Rhesusfaktor
rheumatic	rheumatisch
rheumatism	Gliederschmerzen , Rheuma
rhonchus	Giemen
rhythm	Rhythmus
rhythmic	rhythmisch
rib	Rippe
rib cage	Brustkorb
rib serial fracture	Rippenserienfraktur
ricketic	rachitisch
rickets	Rachitis
right bundle-branch block	Rechtsschenkelblock
rigor mortis	Totenstarre
rima glottidis	Stimmritze
Ringer`s lactate solution	Ringerlaktatlösung
rinse (to -)	spülen
rise	Steigerung , Anstieg
rise (to -)	steigern , ansteigen
risk	Risiko
risk factor	Risikofaktor
road atlas	Straßenatlas
root	Wurzel
rubber glove	Gummihandschuh
rubella	Röteln
rule of nines	Neunerregel
rupture	Weichteilbruch , Riß

S	
SA node	Sinusknoten
sacralia	Rückenschmerzen
sacrum	Kreuzbein
safe-keeping	Asservierung
sagittal	sagittal
saline solution	Kochsalzlösung
saliva	Speichel
salivation	Speichelfluß
salmonella(e)	Salmonellen

salpingitis	Eierstockentzündung , Salpingitis
salt	Salz
salvage	Bergung
salve	Salbe
salve (to -)	bergen , retten , salben
salvo	Salve
sane	gesund
sanitary	hygienisch
sanitary towel	Damenbinde , Vorlage
sanity	Gesundheit
sarcoma	Sarkom
satiation	Sättigung
saturate (to -)	sättigen
saturation	Sättigung
scab	Schorf
scald	Verbrühung
scalp avulsion	Skalpierung
scalpel	Skalpell
scapula	Schulterblatt , Skapula
scar	Narbe
scarlet fever	Scharlach
scene	Notfallort , Einsatzort
schizophrenia	Schizophrenie
schizophrenic	schizophren
sciatica	Ischias
scissors	Schere
sclera	Sklera
sclerosis	Sklerose
scoliosis	Skoliose
scoop stretcher	Schaufeltrage
scorch (to -)	verbrennen
scour (to -)	scheuern
scrotum	Hodensack , Skrotum
scrub (to -)	scheuern
scrub disinfection	Scheuerdesinfektion
scuff	Genick
second stage of labo(u)r	Austreibungsphase
secondary	sekundär
secondary damage	Folgeschäden
secrecy	Schweigepflicht
secretion	Sekret(ion)
secretolytic	sekretolytisch , Sekretolytikum
sedate (to -)	sedieren
sedation	Sedierung

sedative	beruhigend , sedierend , Sedativum
see (to -)	sehen
seediness	Verwahrlosung
seedy	verwahrlost
seizure	Anfall
self-medication	Selbstmedikation
semiautomatic	halbautomatisch
senile	senil
senile dementia	Altersdemenz
sense organ	Sinnesorgan
sensory failure	Gefühlsstörung
sepsis	Sepsis
septic	septisch
septum	Septum
sequelae	Folgen
serious	ernst
seriousness	Schwere(grad)
serotonin	Serotonin
serous	serös
serum	Serum
service	Dienst
set	Besteck
set (to -)	einrenken
sever (to -)	durchtrennen , abtrennen
severance	Abtrennung , Durchtrennung
sexual intercourse	Geschlechtsverkehr
shadow	Schatten , Verschattung , Opazität
shaking chill	Schüttelfrost
shears	Schere
sheet	Tuch , Laken
shelf life	Haltbarkeitsdauer
shinbone	Schienbein
shingles	Gürtelrose , Zoster
shiver (to -)	frösteln
shivers	Schüttelfrost
shock	Schock
shock (electric -)	Elektroschock
shock kidney	Schockniere
shock lung(s)	Schocklunge
shockic	schockig
short-term ventilation	Kurzzeitbeatmung
shorten (to -)	verkürzen
shortening	Verkürzung
shoulder	Schulter

shoulder blade	Schulterblatt
shunt	Shunt
sick	krank , übel , Kranke(r)
sick fund	Krankenkasse
sick-bed	Krankenbett
sickness	Krankheit , Übelkeit
sickroom	Krankenzimmer
side effect	Nebenwirkung
side position	Seitenlage
sight	Augenlicht
sign of death	Todeszeichen
silent (- infarct)	stumm (-er Infarkt)
simulate (to -)	simulieren
sinew	Sehne
sinuatrial node	Sinusknoten
sinus node	Sinusknoten
sinusitis	Sinusitis
siren	Martinshorn
sistate (to -)	sistieren
sistation	Sistieren
sit (to -)	sitzen
sitting	sitzend , Sitzen
situs	Situs
skeleton	Skelett
skin	Haut
skull	Schädel
skull-base	Schädelbasis
slacken (to -)	verlangsamen
sleep (to -)	schlafen
sleeping pill	Schlaftablette
sleeplessness	Schlaflosigkeit
sleepy	schläfrig
slime	Schleim
slimy	schleimig
slough	Schorf
sluice	Schleuse
small intestine	Dünndarm
smear infection	Schmierinfektion
smell (to -)	riechen
smoke	Rauch
smoke (to -)	rauchen
smooth	glatt
sneeze (to -)	niesen
sneezing	Niesen

sniffling position	Schnüffelposition
soap	Seife
social welfare	Sozialhilfe
social welfare office	Sozialamt
social welfare receiver	Sozialhilfeempfänger
socket	Knochenhöhle
sodium	Natrium
sodium bicarbonate	Natriumbikarbonat
sodium chloride	Kochsalz
soft tissue	Weichteile
solvent	Lösungsmittel
somnolence	Somnolenz
somnolent	somnolent
sopor	Sopor
soporific	Schlafmittel
soporous	soporös
sore throat	Halsschmerzen
sound	gesund , Geräusch
soundness	Gesundheit
sourness	Säure
space-occupation	Raumforderung
spare	Schonung
spare (to -)	schonen
spasm	Krampf , Spasmus
spasmolytic	spasmolytisch , Spasmolytikum
spastic	spastisch
spatula	Spatel
specialist	Facharzt , Spezialist
spell (to -)	buchstabieren
spike	Spitze
spinal	spinal
spinal canal	Rückenmarkkanal
spinal column	Wirbelsäule
spinal cord	Rückenmark
spinal extrication device	Wirbelsäulenkorsett
spine	Wirbelsäule
spine board	Wirbelsäulenbrett
spineous process	Dornfortsatz
spiral fracture	Spiralfraktur
spirit	Spiritus
spittle	Speichel
spleen	Milz
splint	Schiene
splint (to -)	schienen

splinter	Splitter
splinter (to -)	splittern
splinting	Schienung
spontaneous	spontan
spontaneous respiration	Spontanatmung
sports injury	Sportverletzung
sprain	Verstauchung , Distorsion , Zerrung
sprain (to -)	verstauchen
spray	Spray
springs	Federung
sputum	Auswurf , Sputum
stab (to -)	stechen (Schmerz)
stab wound	Stichverletzung
stabbing	Stechen (Schmerz)
stabile	stabil
stability	Stabilität
stabilization	Stabilisierung
stabilize (to -)	stabilisieren
stable	stabil
stable side position	stabile Seitenlage
staff	Personal
stage	Stadium
staging area	Aufstellungsplatz
stamp	Stempel
stanch the blood (to -)	Blut stillen
stand-by duty	Bereitschaftsdienst
standing	stehend , Stehen
standstill	Stillstand
stasis	Stase
state	Zustand
station	Wache
stationary	stationär
stenocardia	Stenokardie
stenose (to -)	stenosieren
stenosis	Stenose
sterile	steril
sterilization	Sterilisation
sterilize (to -)	sterilisieren
sternum	Brustbein , Sternum
stethoscope	Stethoskop
sticking-plaster	Pflasterverband
stiff-neck	Nackensteife
stillbirth	Todgeburt
stimulant	stimulierend , Stimulans

stimulate (to -)	stimulieren , reizen
stimulation	Stimulierung , Erregung , Reizung
stimulus	Stimulation , Reiz
stimulus transmission	Reizleitung
stitch (to -)	nähen
stoma	Stoma
stomach	Magen
stomach irrigation	Magenspülung
stomach probe	Magensonde
stomach-ache	Bauchschmerzen
stool	Stuhl(gang)
storage	Lagerung
storage life	Haltbarkeitsdauer
strain	Zerrung
strain (to -)	überanstrengen,verstauchen,zerren
strangle (to -)	strangulieren
strangulation	Strangulation
streptokinase	Streptokinase
stretch (to -)	strecken
stretcher	Krankentrage
striated	quergestreift
stridor	Stridor
striking	auffällig
strobe light	Blaulicht
stroke	Schlaganfall
structure	Struktur
struma	Kropf , Struma
strychnine	Strychnin
stump	Stumpf
stupor	Stupor
stuporous	stuporös
styptic	blutstillend
subacute	subakute
subcutaneous	subkutan
subcutaneous fatty tissue	Unterhautfettgewebe
subcutis	Unterhaut , Subkutis
subdural	subdural
subfebrile	subfebril
sublingual	sublingual
suck off (to -)	absaugen
suckle (to -)	stillen (Brust)
suction catheter	Absaugkatheter
suction pump	Absaugpumpe
suctioning	Absaugen

sudden hearing fall	Gehörsturz
sudden infant death syndrome	plötzlicher Kindstod
sufficience	Suffizienz
sufficient	suffizient
sufflation	Beatmung , Insufflation
suffocate (to -)	ersticken
suffocation	Ersticken
sugar	Zucker
suicidal	suizidal
suicide	Selbstmord , Suizid
sulfuric acid	Schwefelsäure
sulphuric acid	Schwefelsäure
sunburn	Sonnenbrand
sunstroke	Sonnenstich
supination	Supination
supination trauma	Supinationstrauma
supine position	Rückenlage
supply	Versorgung
supply (to -)	versorgen
suppository	Zäpfchen (pharmakologisch)
suppurate (to -)	vereitern
suppuration	(Ver)Eiterung
suprapubic	suprapubisch
suprarenal body	Nebenniere
supraventricular	supraventrikulär
sur name	Nachname
surdity	Taubheit (Gehör)
surgeon	Chirurg
surgery	Chirurgie
surgical	chirurgisch
survival	Überleben
survive (to -)	überleben
suspicion	Verdacht
suture	Naht
suture (to -)	nähen
swab	Tupfer
swab (to -)	tupfen
swallow (to -)	schlucken
sweat	Schweiß
sweat (to -)	schwitzen
swell (to -)	anschwellen
swelling	Schwellung
swollen	geschwollen
swoon	Ohnmacht

swoon (to -)	ohnmächtig werden
sympathetic nerve	Sympathikus
sympathetical	sympathisch
sympathicolytic	sympathikolytisch (-es Mittel)
sympathicomimetic	sympathikomimetisch (-es Mittel)
sympathicus	Sympathikus
symptom	Symptom
symptomatic	symptomatisch
synapse	Synapse
synchronization	Synchronisation
synchronize (to -)	synchronisieren
syncopal	synkopal
syncope	Ohnmacht , Synkope
syndrome	Syndrom
synergism	Wechselwirkung
syringe	Spritze
syringe (to -)	spritzen
syringe pump	Spritzenpumpe
systole	Systole
systolic	systolisch

T

tablet	Tablette
tabule	Tablette
tachograph	Fahrtenschreiber
tachyarrhythmia	Tachyarrhythmie
tachycardia	Tachykardie
tachycardic	tachykard
tachypnea	Tachypnoe
tachypneic	tachypnoisch
tachypnoea	Tachypnoe
tachypnoic	tachypnoisch
take (to -)	(ein)nehmen
take care (to -)	pflegen , kümmern
take temperature (to -)	Fieber messen
taking of blood	Blutabnahme
tampon	Tampon
tamponade	Tamponade
tap (to -)	punktieren
tarry stool	Teerstuhl
taste (to -)	schmecken
Tawara's leg	Tawara-Schenkel
tear	Riß , Träne

tear (to -)	reißen
technical term	Fachausdruck
teeth	Zähne , Gebiß
telemetric	telemetrisch
telemetry	Telemetrie
telephone operator	Telefonist
temperature curve / chart	Fieberkurve
temple	Schläfe
temporal	temporal
temporary	temporär
temporomandibular joint	Unterkiefergelenk
tendon	Sehne
tendon sheath	Sehnenscheide
tendovaginitis	Sehnenscheidenentzündung
tension	Abwehrspannung
tension pneumothorax	Spannungspneumothorax
tensor	Strecker
terbutaline	Terbutalin
terminal	terminal
testicle	Hoden
testicular torsion	Hodentorsion
tetanus	Wundstarrkrampf , Tetanus
tetany	Tetanie
thalmus	Thalamus
theophylline	Theophyllin
theoretical	theoretisch
theory	Theorie
therapeutical	therapeutisch
therapy	Therapie
thermometer	Thermometer
thigh	Oberschenkel
thiopentale	Thiopental
third stage of labo(u)r	Nachgeburtsphase
thirst	Durst
thirsty	durstig
thoracal	thorakal
thoracic	thorakal
thoracic drain(age)	Thoraxdrainage
thoracic spinal column	Brustwirbelsäule
thoracic vertebra	Brustwirbel
thoracotomy	Thorakotomie
thorax	Brustkorb , Thorax
throat	Rachen
thrombocyte	Thrombozyt

thrombolysis	Thrombolyse
thrombophlebitis	Thrombophlebitis
thrombose (to -)	thrombosieren
thrombosis	Thrombose
thrombus	Pfropf , Thrombus
thumb	Daumen
thyroid gland	Schilddrüse
tibia	Schienbein , Tibia
tick	Zecke
tick bite	Zeckenbiß
tickle (to -)	kribbeln
tidal volume	Atemzugvolumen , Tidalvolumen
tincture	Tinktur
tinnitus	Ohrensausen , Tinnitus
tip	Spitze
tired	müde
tissue	Gewebe
toadstool	Giftpilz
tocolysis	Wehenhemmung , Tokolyse
tocolytic	tokolytisch
toe	Zehe
toenail	Zehennagel
tolerable	verträglich
tolerance	Verträglichkeit
tone	Tonus
tongue	Zunge
tongue bite	Zungenbiß
tonic	tonisch
tonoclonic	tonisch-klonisch
tonsil	Mandel , Tonsille
tonsillitis	Mandelentzündung , Tonsillitis
tonus	Tonus
tooth	Zahn
toothache	Zahnschmerzen
top	Spitze
torch	Taschenlampe
torn	gerissen
torsion	Torsion
tourniquet	Venenstauer
tox(a)emia	Toxämie
tox(a)emic	toxämisch
toxic	giftig
toxicity	Toxizität
toxicological	toxikologisch

toxicologist	Toxikologe
toxicology	Toxikologie
toxicosis	Toxikose
toxin	Toxin
trachea	Luftröhre , Trachea
tracheal	tracheal
tracheotomy	Tracheotomie
traction	Extension
traction splint	Streckschiene
trade name	Handelsname
traffic collision	Verkehrsunfall
tramadole	Tramadol
trance	Trance
tranquilization	Beruhigung
tranquilize (to -)	beruhigen
tranquilizer	Tranquilizer
transcet (to -)	durchtrennen
transfer	Verlegung , Übertragung
transfer (to -)	verlegen , transferieren
transfuse (to -)	transfundieren
transfusion	Transfusion
transient isch(a)emic attack	Transistorische ischäm. Attacke
transmissible	übertragbar
transmission	Übertragung
transmitter	Funkgerät , Transmitter
transplant (to -)	transplantieren
transplantation	Transplantation
transport (to -)	transportieren
transport(ation)	Transport
transportable	transportfähig
transverse	transversal
transverse process	Querfortsatz
trapped	eingeklemmt
trauma	Verletzung , Trauma
traumatic	traumatisch
traumatize (to -)	verletzen , traumatisieren
traumatological	traumatologisch
traumatologist	Traumatologe
traumatology	Traumatologie
treat (to -)	behandeln
treatment	Behandlung
treatment expences	Behandlungskosten
tremble (to -)	zittern
tremblement	Zittern

tremor	Zittern , Tremor
Trendelenburg's position	Schocklage
trepan (to -)	trepanieren
trepanation	Trepanation
trepidation	Zittern
triage	Sichtung , Triage
triangle bandage	Dreieckstuch
tricuspid valve	Trikuspidalklappe
trifluopromazine	Trifluopromazin
trocar	Trokar
troubles	Beschwerden
trunk	Rumpf
tubage	Intubation
tubal pregnancy	Eileiterschwangerschaft
tube	Tubus , Schlauch
tuberculosis	Tuberkulose
tumefaction	Schwellung
tumescence	Schwellung
tumo(u)r	Tumor
turgor	Turgor
tweezer	Pinzette
twitch (to -)	zittern
twitching	Zittern
tympanic membrane	Trommelfell

U

ulcer	Geschwür
ulcerative colitis	Colitis ulcerosa
ulna	Elle , Ulna
umbilical cord	Nabelschnur
unconscious	bewußtlos
unconsciousness	Bewußtlosigkeit
underfed	unterernährt
undernourished	unterernährt
underpressure	Unterdruck
undertakers	Bestattungsinstitut
underweight	Untergewicht , untergewichtig
undiluted	unverdünnt
unhurt	unverletzt
unilateral	halbseitig , einseitig
uninjured	unverletzt
unit	Einheit , Station
unit of stored blood	Blutkonserve

unload (to -)	entladen
unload(ing)	Entladung
unmodified insulin	Altinsulin
unorientated	desorientiert
unremarkable	unauffällig
unrest	Unruhe
unsanitary	unhygienisch
unstable	instabil
unwell	unpäßlich
upper abdomen	Oberbauch
upper arm	Oberarm
upper jaw	Oberkiefer
upper lobe	Oberlappen
uraemia	Urämie
uraemic	urämisch
urapidil	Urapidil
urea	Harnstoff
uremia	Urämie
uremic	urämisch
ureter	Harnleiter
urethra	Harnröhre
urethritis	Urethritis
urge to pass water	Harndrang
urgency	Dringlichkeit
urgent	dringend
uric acid	Harnsäure
urinal	Urinflasche
urinary bladder	Harnblase
urinary calculus	Harnstein
urinary stone	Harnstein
urinary tract	Harntrakt
urinate (to -)	urinieren
urination	Urinieren
urine	Urin
urine retention	Harnverhalt
urine tube	Harnleiter
urokinase	Urokinase
urological	urologisch
urologist	Urologe
urology	Urologie
urophanic	harnpflichtig
uropoiesis	Harnbildung
urtica	Quaddel
use-by date	Verfallsdatum

uterine orifice	Muttermund
uterus	Gebärmutter , Uterus
uvula	Zäpfchen (anatomisch)

V

vaccinate (to -)	impfen
vaccination	Impfung
vaccination card	Impfpaß
vaccine	Lymphe , Impfstoff
vacuum mattress	Vakuummatratze
vagina	Scheide , Vagina
vaginal	vaginal
vagus	Vagus
vagus stimulus	Vagusreiz
valve	Klappe , Ventil
valvular defect	Klappenfehler
valvular pneumothorax	Ventilpneumothorax
varice	Varize
varicella	Windpocken
varicial bleeding	Varizenblutung
varicose vein	Krampfader , Varize
vascular	vaskulär
vascularity	Durchblutung
vasculopathy	Gefäßerkrankung
vasoconstriction	Gefäßverengung , Vasokonstriktion
vasoconstrictive	gefäßverengend
vasodilatation	Gefäßerweiterung , Vasodilatation
vasodilative	gefäßerweiternd
vasomotor	Vasomotor
vasopressor	Vasopressor
vegetative	vegetativ
vein	Vene
vein catheter	Venenkatheter , Braunüle
vein congestion	Venenstauung
venae cavae	Vena Cava
vencuronium	Vencuronium
venereal disease	Geschlechtskrankheit
venery	Geschlechtsverkehr
venipuncture	Venenpunktion
venom	Gift
venomous	giftig
venous	venös
venous catheter	Venenkatheter

venous pressure	Venendruck
venous valve	Venenklappe
ventilate (to -)	beatmen, ventilieren
ventilation	Beatmung , Ventilation
ventilation (assisted -)	assistierte Beatmung
ventilation (controlled -)	kontrollierte Beatmung
ventilation bag	Beatmungsbeutel
ventilation mask	Beatmungsmaske
ventilation pattern	Beatmungsmuster
ventilation pressure	Beatmungsdruck
ventral	ventral
ventricle	Ventrikel
ventricular	ventrikulär
ventricular fibrillation	Kammerflimmern
ventricular flutter	Kammerflattern
venule	Venole
verapamil	Verapamil
verify (to -)	verifizieren
vernix	Käseschmiere
verruca	Warze
vertebra	Wirbel
vertebral body	Wirbelkörper
vertebral canal	Wirbelkanal
vertebral column	Wirbelsäule
vertebral fracture	Wirbelfraktur
vertical	vertikal
vertigo	Schwindel , Vertigo
vesical calculus	Blasenstein
vesical catheter	Blasenkatheter
vesical stone	Blasenstein
vessel	Blutgefäß
vessel occlusion	Gefäßverschluß
viable	lebensfähig
vial	Arzneimittelfläschchen
violence	Gewalt(tätigkeit)
violent	gewalttätig
viral	viral
virus	Virus
viscera	Eingeweide
visceral	viszeral
viscosity	Viskosität
viscous	viskös
vital	vital
vital capacity	Vitalkapazität

vital function	Vitalfunktion
vitality	Vitalität
vitreous humor	Glaskörper
vocal cord	Stimmband
volley	Salve
volume assisted	volumenunterstützt
volume controlled	volumenkontrolliert
volume expander	Plasmaexpander
volume replacement	Volumenersatz
volume substitute solution	Volumenersatzlösung
vomit (to -)	erbrechen
vomiting	Erbrechen
vomiting bowl	Nierenschale
vomiting releasing	Erbrechensauslösung
vomiturition	Brechreiz
vulnerable	vulnerabel

W

walkie-talkie	Handfunkgerät
ward	(Krankenhaus)Station
wart	Warze
wash (to -)	waschen
wasp-sting	Wespenstich
watch over (to -)	überwachen
water balance	Wasserhaushalt
water rescue service	Wasserwacht
wave	Welle
weak	schwach
weakness	Schwäche
weapon	Waffe
weary	müde
weary of life	lebensmüde
weight	Gewicht
well-groomed	gepflegt
Wenckebach's period	Wenckebach'sche Periodik
wheal	Quaddel
wheelchair	Rollstuhl
wheeled stretcher	Rollentrage
wheeze (to -)	keuchen
whiplash injury	Schleudertrauma
whistle (to -)	pfeifen
whistling	Pfeifen
whopping cough	Keuchhusten

wind	Blähungen
windpipe	Luftröhre , Trachea
wire ladder splint	Kramerschiene
withdrawal	Entzug
withdrawal symptom	Entzugserscheinung
Wolff-Parkinson-White syndrome	Wolff-Parkinson-White Syndrom
womb	Gebärmutter , Uterus
wood pulp	Zellstoff
work clothes	Arbeitskleidung
wound	Wunde
wound care	Wundversorgung
wound infection	Wundinfektion
wrench	Verrenkung
wrist	Handgelenk

X

x-ray (to -)	röntgen
x-ray diagnostics	Röntgendiagnostik
x-ray picture	Röntgenaufnahme
x-rays	Röntgenstrahlen

Z

zip code	Postleitzahl
zona	Gürtelrose , Zoster
zoster	Gürtelrose , Zoster

Teil 1.2

Glossarium für

Rettungsdienst
und
Notfallmedizin

Deutsch - Englisch

Themenbereiche:

Rettungsdienst, Notfallmedizin,
Allgemeinmedizin, Medizintechnik,
Rettungsdiensttechnik, Organisation,
Anatomie, Physiologie, Pathologie,
Diagnostik, Notfallmedikamente,
etc.

A

abbinden	to ligate
Abbindung	ligation , deligation
Abdomen	abdomen
abdominal	abdominal
Abfall (Absinken)	descent , drop , fall
abfallen (absinken)	to descend , to fall
abführen	to purge
abführend	laxative , purgative
Abführmittel	laxative , purgative
Abgang	abortion
abgestorben	mortified , dead
abhängig (Drogen)	dependent , addicted
Abhängigkeit (Drogen)	dependence , addiction
abhören	to auscultate
abklemmen	to clamp
abklopfen	to percuss
ablagern	to deposit
Ablagerung	deposit , plaque
Ableitung (EKG)	lead , circuit
abnabeln	to omphalotomize
Abnabelung	omphalotomy
abnorm	abnormal
Abnormalität	abnormality
abnutzen	to degenerate
Abnutzung	degeneration
Abort	abortion
abortieren	to abort , to have an abortion
Abrasio	abrasion
absaugen	to suck off
Absaugen	suctioning
Absaugkatheter	suction catheter
Absaugpumpe	suction pump
Absenz	absence
absinken	to descend , to fall
Absinken	descent , drop , fall
absorbieren	to absorb
absorbierend	absorptive
Absorption	absorption
absterben	to die , to mortify
abstinent	abstinent
Abstinenz	abstinence
abstöpseln	to plug
Abszess	abscess

abtasten	to palpate
Abteilung	department
abtreiben	to abort
Abtreibung	(artifical) abortion
abtrennen	to transcet , to sever
Abtrennung	division , severance
Abwehrkräfte	resistance
Abwehrspannung	tension , defence , defense
Achillessehne	Achilles' tendon
Achselhöhle	axilla , armpit
adäquat	adequate
Addison Krise	Addison's crisis , Addisonian crisis
Adenom	adenoma
Aderlaß	bloodletting
adipös	adipose
Adipositas	adiposis
Adrenalin	adrenalin(e) , epinephrine
adrenergisch	adrenergic
After	anus
Agglutination	agglutination
agglutinieren	to agglutinate
aggressiv	aggressive
Aggressivität	aggressiveness
Agitation	agitation
agitiert	agitated
agonal	agonal
Agonie	agony
Ajamalin	ajamaline
Akren	acren
Aktionspotential	action potential
aktiv	active
Aktivkohle	activated charcoal
akut	acute
Alarm	alarm
alarmieren	to alarm , to alert
Algorithmus	algorithm
alkalisch	alkaline
Alkalose	alcalosis
Alkohol	alcohol
Alkoholiker	alcoholic
alkoholisch	alcoholic
Allergie	allergy
allergisch	allergic
allgemein	general

Allgemeinmedizin	general medicine
Allgemeinmediziner	general practitioner
Alpha-Rezeptor	alpha receptor
Alphablocker	alpha blocker
Altenpfleger(in)	geriatric nurse
Alter	age
altern	to grow old
Altersdemenz	senile dementia
Altersheim	old people`s home
Altinsulin	unmodified insulin
alveolär	alveolar
Alveole	alveolus
Alzheimersche Krankheit	Alzheimer`s disease
ambulant	ambulant , ambulatory
Ambulanz (Krankenhaus)	outpatient department
Ambulanz (Krankenwagen)	ambulance
Amnesie	amnesia
Amplitude	amplitude
Ampullarium	amp(o)ule kit
Ampulle	amp(o)ule
Amputation	amputation
amputieren	to amputate
Anabolikum	anabolic drug
anal	anal
Analgesie	analgesia
Analgetikum	analgesic
analgetisch	analgesic
Analgosedierung	analgosedation
Anämie	an(a)emia
anämisch	an(a)emic
Anamnese	anamnesis , medical background
anamnestisch	anamnestic
anaphylatisch	anaphylactic
Anaphylaxie	anaphylaxis
Anästhesie	an(a)esthesia
anästhesieren	to an(a)esthetize
Anästhesiologie	an(a)esthesiology
anästhesiologisch	an(a)esthesiologic
Anästhesist	an(a)esthesist
Anästhetikum	an(a)esthetic
anästhetisch	an(a)esthetic
Anatomie	anatomy
anatomisch	anatomic
Aneurysma	aneurysm

Anfall	attack , seizure , onset , fit
Anfangsstadium	initial stage
angeboren	congenital , connatal , inborn
Angina Pektoris	angina pectoris
Angina Pektoris instabil	preinfarctation angina
Angst	fear , anxiety
ängstigen	to fear , to frighten
angstlösend (-es Mittel)	anxiolytic
Angstzustand	anxiety state
Anisokorie	anisocoria
Anistreplase	anistreplase
anomal	anomalous
Anomalie	anomaly
anorektisch	anorexic
Anorexie	anorexia
Anoxämie	anox(a)emia
anoxämisch	anox(a)emic
Anoxie	anoxia
anoxisch	anoxic
anrufen	to call
Anrufer	caller
anschließen	to connect
Anschluß	connection
anschwellen	to swell
ansprechbar	responsive
anstecken	to infect
ansteckend	contagious , infectious
Ansteckung	infection
Ansteckungsgefahr	danger of infection
ansteigen	to increase , to rise
Anstieg	increase , rise
antagonisieren	to antagonize
Antagonismus	antagonism
Antagonist	antagonist
antagonistisch	antagonistic
anterior	anterior
Antiallergikum	antiallergic
antiallergisch	antiallergic
Antiarrhythmikum	anti-arrhythmic
antiarrhythmisch	anti-arrhythmic
antibakteriell	antibacterial
Antibiose	antibiosis
Antibiotikum	antibiotic
antibiotisch	antibiotic

antidepressiv	antidepressant
Antidepressivum	antidepressant
Antidot	antidote
Antiemetikum	anti-emetic
antiemetisch	anti-emetic
Antiepileptikum	anti-epileptic
antiepileptisch	anti-epileptic
Antigen	antigen
Antihistaminikum	antihistamine
Antikoagulant	anticoagulant
Antikonvulsant	anticonvulsant
antikonvulsiv	anticonvulsive
Antikörper	antibody
Antiphlogistikum	antiphlogistic
antiphlogistisch	antiphlogistic
Antipyretikum	antipyretic
antipyretisch	antipyretic
Antischockhose	medical antishock trousers
Antiserum	antiserum
Anurie	anuria
anurisch	anuric
Anus	anus
anwenden	to apply
Anwendung	application
Anxiolytikum	anxiolytic
anxiolytisch	anxiolytic
Aorta	aorta
aortal	aortic
Aortenbogen	aortic arch
Aortenklappe	aortic valve
Aortenstenose	aortic stenosis
Apalliker	apallic
Apathie	apathy
apathisch	apathic
Apex	apex
Aphasie	aphasia
aphasisch	aphasic
apikal	apical
Apnoe	apn(o)ea
apnoisch	apnoic , apneic
Apomorphin	apomorphine
apoplektisch	apoplectic
Apoplex	apoplectic stroke , apoplectic fit
Apoplexie	apoplexy

Apotheke	pharmacy , drug store
Apotheker	pharmacist
Apparat	apparatus , device
Appendektomie	appendectomy
Appendix	appendix
Appetit	appetite
Appetitlosigkeit	anorexia , inappetance
Applikation	application , administration
applizieren	to apply , to administer , to give
Arachnoidalhaut	arachnoid membrane
Arbeitsmedizin	occupational medicine
Arbeitsunfall	occupational accident
Arm	arm
Armschlinge	arm sling
Arrhythmie	arrhythmia
arrhythmisch	arrhythmic
Arsen	arsenic
Artefakt	artefact
Arterie	artery
arteriell	arterial
Arterienklemme	artery forceps , artery clamp
Arteriole	arteriole
Arteriosklerose	arteriosclerosis
arteriosklerotisch	arteriosclerotic
arteriovenös	arteriovenous
Arzneimittel	drug , medicament
Arzneimittelfläschchen	drug vial
Arzneimittelpackung	drug pack
Arzt	physician , doctor
Arzt (praktischer -)	general practitioner
Arzt-Arzt-Gespräch	doctor´s talk
Arztbrief	medical report
ärztlich	medical
Arztpraxis	doctor's office
Asepsis	asepsis
aseptisch	aseptic
asphyktisch	asphyctic
Asphyxie	asphyxia
Aspiration	aspiration
aspirieren	to aspirate
Aspirin	aspirin
Asservat	evidence
asservieren	to keep safe
Asservierung	safe-keeping

Assistent	assistant
Assistenz	assistance
assistieren	to assist
Asthma bronchiale	bronchial asthma
Asthma cardiale	cardiac asthma
Asthmaanfall	asthmatic attack
Asthmatiker	asthmatic
asthmatisch	asthmatic
Aszites	ascites
aszitisch	ascitic
ataktisch	ataxic
Ataxie	ataxia
Atelektase	atelectasis
atelektatisch	atelectatic
Atemgeräusch	breathing sound
Atemlähmung	respiratory paralysis
Atemminutenvolumen	respiratory minute volume
Atemnot	dyspn(o)ea , respiratory distress
Atemschutz	breathing protection
Atemspende	breathing donation
Atemstillstand	breathing arrest , apn(o)ea
Atemwege	airway
Atemzentrum	respiratory centre / center
Atemzugvolumen	tidal volume
Äthanol	ethanol
Äther	ether
Atherom	atheroma
Äthylalkohol	ethyl alcohol
Ätiologie	(a)etiology
ätiologisch	(a)etiologic
Atlas	atlas
atmen	to breathe
Atmung	respiration , breathing
Atmungsbeschwerden	difficulty in respiration
Atresie	atresia
atresisch	atresic
atrial	atrial
Atrium	atrium
Atrophie	atrophy
Atropin	atropine
Attacke	attack , bout
Attest	attest , certificate
attestieren	to attest
auffällig	conspicuous , spiking , remarkable

auffrischen	to refresh
Auffrischungsimpfung	refreshing vaccination
auffüllen	to replenish
Auffüllung	replenishment
aufgetrieben	bloated , distended
aufladen	to charge , to load
Aufladung	charge , load(ing)
Aufnahme (Krankenhaus)	admission
aufnehmen (Krankenhaus)	to admit
aufputschen	to dope
Aufputschmittel	dope
Aufstellungsplatz	staging area
Aufwachraum	recovery room
aufziehen	to fill
Augapfel	eye globe , eyeball
Auge	eye
Augenarzt	eye specialist , oculist , ophthalmologist
Augenbraue	eyebrow
Augenhöhle	eye socket , orbit
Augeninnendruck	intraocular pressure
Augenlicht	sight
Augenlid	lid
Aura	aura
ausatmen	to breathe out , to exspire
Ausatmung	exhalation
ausdehnen	to extend , to expand
Ausdehnung	distension , expansion
Ausfuhr	output
auskühlen	to cool
Auskühlung	cooling
Auskultation	auscultation
auskultatorisch	auscultatory
auskultieren	to auscultate
Ausrüstung	equipment
ausschaben	to curette , to abrade
Ausschabung	curettage , abrasion
ausscheiden	to excrete
Ausscheidung	excretion
Ausschlag	eruption , rash , exanthema
Ausschwemmung	diuresis , dehydration
außen	outside
Außenohr	outer ear
äußerlich	extrinsic , external
ausstrahlen	to radiate

Ausstrahlung	radiation
Austreibungsphase	second stage of labo(u)r
Auswurf (Husten)	sputum
Autoabgase	automobile exhaust
autonom	autonomic
Autoregulation	autoregulation
Autotransfusion	autotransfusion
AV-Block	AV block
AV-Knoten	AV node
axillar	axillary
Axillarlinie	axillary line
Axis	axis
Azethylcholin	acethylcholine
Azethylsalizylsäure	acethylsalicyle acid
Azeton	acetone
Azidose	acidosis
azidotisch	acidotic

B

Babinski-Reflex	Babinski's reflex
Backe	cheek
Backenzahn	molar
Bad	bath
baden	to bathe
Bakterie	germ
bakteriell	bacterial
bakterizid	bactericidal
Ballen	ball
Band	ligament
Bandage	bandage
bandagieren	to bandage
Bänderdehnung	pulled ligament
Bänderriß	torn ligament
Bandscheibe	intervertebral disk
Barbiturat	barbiturate
Barotrauma	barotrauma
basal	basal
Base	base
Basedowsche Krankheit	Graves`disease , Basedow`s disease
Basis	basis
basisch	basic , alkaline
bathmotrop	bathmotropic
Bauch	belly , abdomen

Bauchfell	peritoneum
Bauchfellentzündung	peritonitis
Bauchhöhlenschwangerschaft	abdominal pregnancy
Bauchlage	prone position
Bauchschmerzen	stomach-ache , abdominal pain
Bauchspeicheldrüse	pancreas
Bazillus	bacillus
beatmen	to ventilate
Beatmung	ventilation , insufflation , respiration
Beatmung (assistierte -)	assisted ventilation
Beatmung (kontrollierte -)	controlled ventilation
Beatmungsbeutel	ventilation bag
Beatmungsdruck	ventilation pressure
Beatmungsgerät	resusciator , respirator
Beatmungsmaske	ventilation mask
Beatmungsmuster	ventilation pattern
Becken	pelvis
Beckenring	pelvic ring
Bedarf	need
befeuchten	to humidify
Befeuchtung	humidification
Begleitsymptom	concomitant symptom
behandeln	to treat
Behandlung	treatment
Behandlung (stationäre -)	in-patient treatment
behindert	handicapped
Behinderter	handicapped person
beidseitig	ambilateral
Bein	leg
Beinahe-Ertrinken	near drowning
Beißkeil	bite-block
Beklemmung	anxiety
belasten	to burden
Belastung	burdening
belüften	to aerate
Belüftung	aeration
Benzin	petrol , gas (amerikanisch)
Benzodiazepin	benzodiazepine
berauschend	inebriant
Bereitschaft	readiness
Bereitschaftsdienst	stand-by duty
bergen	to rescue , to salve , to recover
Bergung	rescue , extrication , salvage
Bergungsschock	afterdrop syndrome

Bergwacht	mountain rescue service
Berufshaftpflichtversicherung	professional liability insurance
beruhigen	to calm , to appease , to tranquilize
beruhigend	sedative
Beruhigung	sedation , tranquilization
Beruhigungsmittel	sedative , tranquilizer
Besatzung	crew
beschwerdefrei	free of complaints
Beschwerden	troubles , complaint
bessern	to improve
Besserung	improvement
Bestattungsinstitut	undertakers
Besteck	set , instruments
bestrahlen	to radiate
Bestrahlung	ray treatment , radiation
Beta-Rezeptor	beta receptor
Betablocker	beta blocker
betäuben	to an(a)esthetize
Betäubung	narcosis
Betäubungsmittel	narcotic , an(a)esthetic
betrunken	drunken , inebriate
Bett	bed
Bettpfanne	bed-pan
Bettruhe	bed rest
beugen	to bend
Beuger	flexor
Beutelbeatmung	bag ventilation
bewegen	to move
Bewegung	movement
bewußtlos	unconscious
Bewußtlosigkeit	unconsciousness
Bewußtsein	consciousness
Bezug	cover
Bienenstich	bee-sting
Bifurkation	bifurcation
bilden	to form
Bildschirm (EKG)	oscilloscope screen
Bildung	formation
Binde (Damenbinde)	sanitary towel , napkin
Binde (Verband)	bandage
Bindegewebe	bindweb , connectice tissue
Bindehaut	conjunctiva
Biochemie	biochemestry
biochemisch	biochemical

Biologie	biology
biologisch	biological
Biot'sche Atmung	Biot's respiration
Bißwunde	bite (wound)
blähen	to flatule
Blähung (allgemein)	flatulence
Blähungen (Darm)	wind
Blase	bladder , bubble , blister
Blasenentzündung	cystitis
Blasenkatheter	vesical catheter
Blasensprung	amniorrhexis
Blasenstein	bladder stone , vesical stone
blaß	pale
Blässe	paleness , pallor , pallescence
Blaulicht	strobe light , flashing light
Blausäure	hydrocyanic acid , prussic acid
blind	blind
Blinddarm	blindgut , appendix
Blinddarmentzündung	appendicitis
Blindheit	blindness
Blitzschlag	lightning shock
Block	block , blockage , blocking
blocken	to block
Blocker	blocker
Blut-Liquor-Schranke	h(a)ematoencephalic barrier
Blutabnahme	taking of blood
Blutarmut	an(a)emia
Blutbild	blood count , h(a)emogram
Blutdruck	blood pressure
Blutdruckmeßgerät	blood pressure device
blutdrucksenkend	hypotensive
Blutdrucksenkung	lowering of blood pressure
blutdrucksteigernd	hypertensive
Blutdrucksteigerung	raising of blood pressure
bluten	to bleed
Bluter	h(a)emophiliac
Bluterbrechen	h(a)ematemesis
Bluterguß	h(a)ematoma , blood effusion
Blutgas	blood gas
Blutgefäß	vessel
Blutgerinnung	coagulation , blood clotting
Blutgruppe	blood group
Bluthusten	h(a)emoptysis
Blutkonserve	unit of stored blood , blood preserve

Blutkörperchen	blood corpuscle
blutleer	bloodless , an(e)emic
Blutleere	bloodlessness , an(a)emia
Blutplasma	blood plasma
Blutprobe	blood sample
Blutsenkung	blood sedimentation
Blutspende	blood donation
Blutspender	blood donor
blutstillend	styptic , blood-stanching
Blutstillung	h(a)emostasis
Blutsturz	vessel bursting , h(a)emorrhage
Bluttransfusion	blood transfusion
Blutung	bleeding , h(a)emorrhage
Blutvergiftung	blood poisoning
Blutversorgung	blood supply
Blutzucker	blood sugar
Blutzuckermeßgerät	blood sugar measuring instrument
Blutzuckerspiegel	blood sugar level
Bolus	bolus , bole
Borrelie	borrelia
Borreliose	borreliosis
bösartig	malignant
Bradyarrhythmie	bradyarrhythmia
bradykard	bradycardic
Bradykardie	bradycardia
Bradypnoe	bradypn(o)ea
bradypnoisch	bradypneic , bradypnoic
Brand	fire
Brandblase	blister
Brandwunde	burn
Braunüle	over-the-needle-catheter , vein catheter
brechen (sich übergeben)	to vomit
brechen (zerbrechen)	to break
Brechmittel	emetic
Brechreiz	nausea , vomiturition
Brechstange	crowbar
brennen	to burn
Brillenhämatom	h(a)ematoma of orbit , coon's eye
brodeln	to bubble
Brodeln	bubbling
bronchial	bronchial
Bronchiole	bronchiole
Bronchitis	bronchitis
Bronchoskop	bronchoscope

Bronchoskopie	bronchoscopy
bronchoskopisch	bronchoscopic
Bronchospasmolytikum	bronchospasmolytic
bronchospasmolytisch	bronchospasmolytic
Bronchus	bronchus
Bruch	fracture , rupture
Bruchstelle	point of fracture
Brust	breast
Brustbein	breastbone , sternum
Brustfell	pleura
Brustfellentzündung	pleurisy
Brustkorb	rib cage , chest , thorax
Brustschmerz	chest pain
Brustwand	chest wall
Brustwarze	mam(m)illa , nipple
Brustwirbel	thoracic vertebra
Brustwirbelsäule	thoracic spinal column
buchstabieren	to spell
Bulimie	bulimia
Buprenorphin	buprenorphine
Busen	bosom
Bypass	bypass

C

Carotispuls	carotid pulse
Carotisstenose	carotid stenosis
Cerebellum	cerebellum
cerebral	cerebral
Cerebrum	cerebrum
cervical	cervical
Charge	batch
Chemie	chemistry
Chemieunfall	chemical accident
chemisch	chemical
Cheyne-Stokessche Atmung	Cheyne-Stokes respiration
Chiropraktiker	chiropractor
Chirurg	surgeon
Chirurgie	surgery
chirurgisch	surgical
Chlor	chlorine
Cholesterin	cholesterol
Cholezystektomie	cholecystectomy
Cholezystitis	cholecystitis

chronisch	chronic
chronotrop	chronotropic
Chylus	chyle
Clemastin	clemastine
Clonidin	clonidine
Commotio cerebri	concussion of the brain
Computer-Tomographie	computed tomography
Cor pulmonale	cor pulmonary
Crush-Syndrom	crush syndrome

D

Damenbinde	sanitary towel , napkin
Damm	perineum
Dammriß	perineal rupture
Darm	bowel , intestine , gut
Darmblutung	interstinal h(a)emorrhage
Darmgeräusch	bowel sound
Darmverschluß	bowel occlusion , ileus
Dauerkatheter	permanent catheter
Dauermedikation	long-term medication
Dauerschmerz	persistant pain
Dauerüberwachung	monitoring
Daumen	thumb
Decke	blanket , cover
Defibrillation	defibrillation
Defibrillator	defibrillator
defibrillieren	to defibrillate
Defizit	deficit
Degeneration	degeneration
degenerieren	to degenerate
Dehnbarkeit	compliance
Dehydration	dehydration
Dekapitation	decapitation
Dekompensation	decompensation
dekompensieren	to decompensate
dekompensiert	decompensated
Dekompression	decompression
dekomprimieren	to decompress
Dekontamination	decontamination
dekontaminieren	to decontaminate
dekontaminiert	decontaminated
Dekubitus	decubitus ulcer
Delirium	delirium

Demenz	dementia
Depolarisation	depolarization
depolarisieren	to depolarize
Depotinsulin	depot insulin
Depression	depression
depressiv	depressive
Derivat	derivate
Dermatologe	dermatologist
Dermatologie	dermatology
dermatologisch	dermatological
Desinfektion	disinfection
Desinfektionsmittel	disinfectant , antiseptic
desinfizieren	to disinfect
desinfizierend	disinfectant
desorientiert	unorientated
Desorientierung	disorientation
Dexamethason	dexamethasone
Dextran	dextran
Diabetes mellitus	diabetes mellitus
Diabetiker	diabetic
diabetisch	diabetic
Diagnose	diagnosis
Diagnostik	diagnostics
diagnostisch	diagnostic
diagnostizieren	to diagnose
Dialyse	dialysis
dialysieren	to dialyze
Diaphorese	diaphorese
Diaphragma	diaphragm
Diarrhoe	diarrh(o)ea
Diastase	diastasis
Diastole	diastole
diastolisch	diastolic
Diät	diet
diätetisch	dietetic
Diazepam	diazepam
Dickdarm	colon , large intestine
Diclofenac	diclofenac
Dienst	service
Dienstkleidung	work clothes
Dienstplan	duty roster
Differenz	difference
Differenzialdiagnose	differencial diagnosis
differenzieren	to differentiate

Differenzierung	differentiation
diffundieren	to diffuse
Diffusion	diffusion
digital	digital
Digitalis	digitalis
digitalisieren	to digitalize
Digitalisierung	digitalization
Dilatation	dilatation
dilatieren	to dilate
diskonnektieren	to disconnect
Diskonnektion	disconnection
Diskus	disk , disc
Dislokation	dislocation
dislozieren	to dislocate
Disponent	dispatcher
disponieren	to dispatch
Dissoziation	dissociation
dissoziieren	to dissociate
distal	distal
Distorsion	sprain , dislocation , distortion
Diurese	diuresis
Diuretikum	diuretic
diuretisch	diuretic
divergent	divergent
Divergenz	divergence
Divertikel	diverticulum
Divertikulitis	diverticulitis
Dopamin	dopamine
Doppelsehen	diplopia
Dornfortsatz	spineous process
dorsal	dorsal
dosieren	to dose
Dosierung	dosage
Dosis	dose
Drainage	drain(age)
drainieren	to drain
Dreieckstuch	triangle bandage
dringend	urgent , emergent
Dringlichkeit	urgency
Droge	(crude) drug
drogenabhängig	drug addicted
Drogenabhängigkeit	drug addiction
Druck	pressure
Druckbegrenzer	reducing valve

drücken	to press
Druckentlastung	pressure relief
Druckerhöhung	increase in pressure
Druckinfusion	pressure infusion
Druckkammer	compressed air cabin , hyperbaric cabin
druckkontrolliert	pressure controlled
drucklos	pressureless
Drucklosigkeit	pressurelessness
Druckluft	compressed air
Druckpuls	pressure pulse
Druckpunkt	pressure point
Druckschmerz	pressure pain
druckunterstützt	pressure assisted
Druckverband	pressure bandage
Drüse	gland
Dünndarm	small intestine
Duodenum	duodenum
Dura Marter	dura marter
durchbluten	to supply with blood
Durchblutung	circulation , blood supply , vascularity
Durchblutungsstörung	circulatory disturbance
Durchbruch	perforation
Durchfall	diarrh(o)ea
Durchmesser	diameter
Durst	thirst
durstig	thirsty
Dusche	douche
duschen	to douche
Dyspnoe	dyspn(o)ea , breath shortness
dyspnoisch	dyspnoic , dyspneic
Dysregulation	irregularity , disorder
Dysurie	dysuria
dysurisch	dysuric

E

Eckzahn	eye tooth , canine tooth
effizient	efficient
Effizienz	efficiency
Eierstock	ovary
Eierstockentzündung	salpingitis
Eigenblut	autoblood
Eileiter	Fallopian tube

Eileiterschwangerschaft	tubal pregnancy
einatmen	to breathe in
Einatmung	inhalation , inspiration
Einflußstauung	inflow congestion
Einfuhr	intake
einführen	to insert
eingeklemmt	trapped , impacted , incarcerated
Eingeweide	viscera , intestines , gut
Einheit	unit
einklemmen	to impact , to incarcerate
Einklemmung	incarceration
Einlauf	enema
einliefern	to take someone to hospital
Einlieferung	admission
Einmalartikel	disposable product
Einnahme	intake
einnehmen	to take
einrenken	to (re-)set
Einrenkung	reset
Einsatz	operation , call
Einsatzstelle	scene
einseitig	unilateral
einweisen (Krankenhaus)	to commit , to hospitalize
Einweisung (Krankenhaus)	commital , assignment
Einweisungsschein	referral slip
einwilligen	to agree , to consent
Einwilligung	approval , consent
Einziehungen	retractions
Eisbeutel	ice pack
Eiter	pus , matter
eitern	to matter
Eiterung	festering , suppuration
Eizelle	ovum
Eklampsie	eclampsia
eklamptisch	eclamptic
Ektopie	ectopy
ektopisch	ectopic
Ekzem	eczema
elektrisch	electric(al)
elektrischer Strom	electric current
Elektrode	electrode , paddle
Elektroenzephalogramm (EEG)	electroencephalogram (EEG)
Elektrokardiogramm (EKG)	electrocardiogram (ECG)
Elektrolyt	electrolyte

Elektrolytlösung	electrolytical solution
elektromechanisch	electromechanical
Elektroschock	electroshock , electric(al) shock
elektrothermisch	electrothermical
eleminieren	to eliminate
Eliminierung	elimination
Elle	el , ulna
Ellenbeuge	el bend
Ellenbogen	elbow
Embolie	embolism
embolisieren	to embolize
Embolisierung	embolization
Embolus	embolus
Embryo	embryo
Emesis	emesis
Emission	emission
empfängnisverhütend	contraceptive
Empfängnisverhütung	contraception
Empfängnisverhütungsmittel	contraceptive
Emphysem	emphysema
emphysematös	emphysematous
endogen	endogen
Endokard	endocardium
Endokarditis	endocarditis
endokrin	endocrine
Endoskop	endoscope
Endoskopie	endoscopy
endoskopisch	endoscopic
Endothel	endothelium
endotracheal	endotracheal
Endplatte	end-plate
Enge(gefühl)	narrowness
entbinden (Geburt)	to deliver
Entbindung (Geburt)	delivery
Entbindungsstation	maternity ward , obstetric ward
Enteritis	enteritis
entfernen	to remove
Entfernung	removal
entgiften	to detoxicate , to detoxify
Entgiftung	detoxication
entkoppeln	to dissociate
Entkoppelung	dissociation
entladen	to recharge , to discharge , to unload
Entladung	discharge , recharge , unload(ing)

entlassen (Krankenhaus)	to discharge
Entlassung (Krankenhaus)	discharge
entlasten	to relieve
Entlastung	relief
entleeren	to evacuate
Entleerung	evacuation
Entzug	withdrawal
Entzugserscheinung	withdrawal symptom
entzünden	to inflame , to become inflamed
Entzündung	inflammation
entzündungshemmend	antiphlogistic
Enzephalitis	encephalitis
Enzym	enzyme
EPH-Gestose	EPH gestosis
Epidemiologie	epidemiology
epidemiologisch	epidemiological
Epidermis	epidermis
epidural	epidural
Epigastrium	epigastrium
Epiglottis	epiglottis
Epiglottitis	epiglottitis
Epikard	epicardium
Epikrise	epicrisis
epikritisch	epicritic
Epilepsie	epilepsy
Epileptiker	epileptic
epileptisch	epileptic
Epinephrin	epinephrine
Epistaxis	epistaxis
Epithel	epithelium
erblinden	to grow blind
Erblindung	loss of sight
erbrechen	to vomit
Erbrechen	vomiting , emesis
Erbrechensauslösung	vomiting releasing
Erfassungsbogen	coverage sheet
erfrieren	to freeze to death , to perish from cold
Erfrierung	frostbite , congelation
Erguß	effusion
erhöhen	to raise , to increase
Erhöhung	raising , increase
erkälten	to catch a cold
Erkältung	cold , chill
erkranken	to fall ill , to fall sick

Erkrankung	illness , sickness , disease
ermüden	to fatigue
Ermüdung	fatigue , defatigation
ernähren	to nourish
Ernährung	nutrition , alimentation , nourishment
erniedrigen	to reduce , to lower
Erniedrigung	reduction
ernst	serious
Eröffnungsphase	first stage of labo(u)r , effacement
Erreger	pathogen , germ
Erregungsrückbildung	recharging , repolarization
Erregungszustand	excitation
Erste Hilfe (einfache -)	first aid , basic life support (BLS)
Erste Hilfe (erweiterte -)	advanced life support (ALS)
Erstgebärende	primipara
Ersthelfer	first responder
Ersticken	choking , suffocation
ersticken	to choke , to suffocate
ertrinken	to drown
Ertrinken	drowning
Erwachsener	adult
erweitern	to dilate
Erweiterung	dilatation
Erysipel	erysipelas
Erythem	erythema
Erythrozyt	erythrocyte
Erythrozyt.aggregationshemmer	erythrocytes aggregation inhibitor
Ethanol	ethanol
Ethik	ethics
ethisch	ethical
Etomidat	etomidate
evakuieren	to evacuate
Evakuierung	evacuation
Evaluation	evaluation
evaluieren	to evaluate
Exanthem	exanthema
Exazerbation	exacerbation
Exhalation	exhalation
Exitus	exitus , death
exogen	exogen
Explantat	explant
Explantation	explantation
explantieren	to explant
explodieren	to explode

Explosion	explosion
Explosionsdruck	blast
explosiv	explosive
exsikkiert	exsiccated
Exsikkose	exsiccosis
Exspiration	exspiration
exspiratorisch	exspiratory
exspirieren	to exspire
Exsudat	exsudate
exsudativ	exsudative
Extension	traction
extrahieren	to extract
extrakorporal	extracorpor(e)al
Extraktion	extraction
Extrasystole	extrasystole , premature beat
Extrauteringravidität	extra-uterine pregnancy
extrazellulär	extracellular
Extrazellulärraum	extracellular space
Extremität	extremity
extrinsisch	extrinsic
Extubation	extubation , extubage
extubieren	to extubate
Exzision	excision

F	
Facharzt	medical specialist
Fachausdruck	technical term
Fachrichtung	field
Fahrtenschreiber	tachograph
fallen	to fall
Familienname	sur name , family name
Faßthorax	barrel thorax
fasten	to fast
Faszie	fascia
Faszienspaltung	fascial splitting
Fazialislähmung	facial paralysis , Bell's palsy
febril	febrile
Federung	springs
Fehldiagnose	misdiagnosis , wrong diagnosis
Fehlgeburt	abortion , miscarriage
Felsenbein	petrous bone
Femoralispuls	femoral pulse
Femur	femur

Fenoterol	fenoterole
Fentanyl	fentanyle
Ferse	heel
Fett	fat
fett	fat
Fettleber	fatty liver
Fetus	f(o)etus
Feuer	fire
Feuerlöscher	fire extinguisher
Feuerwehr	fire department
Feuerwehrfahrzeug	fire engine
Feuerwehrmann	fireman , firefighter
Fibrillation	fibrillation
fibrillieren	to fibrillate
Fibrin	fibrin
fibrös	fibrous
Fibrose	fibrosis
Fibula	fibula
Fieber	fever , pyrexia
Fieber messen	to take temperature
fieberfrei	afebrile
fieberhaft	feverish , febrile , pyrexial
Fieberkrampf	feverish seizure,feverish convulsive attack
Fieberkurve	temperature curve , temperature chart
Fiebermittel	febrifuge , antipyretic
fiebersenkend	febrifugal , antipyretic
Fieberthermometer	clinical thermometer
fiebrig	feverish , febrile , pyrexial
final	final
Finger	finger
Fingernagel	fingernail
Fistel	fistula
Flattern	flutter
flattern	to flutter
Flimmern	fibrillation
flimmern	to fibrillate
Flowmeter	flow meter
Flumazenil	flumazenil
Fluorethan	fluorethane
Flush	flush
Flüssigkeitsbilanz	fluid balance
Flüssigkeitsverlust	fluid loss
Flußsäure	hydrofluoric acid
fokal	focal

Fokus	focus
Folgeschäden	secondary damage
Fontanelle	fontanel(le)
forcieren	to force
forciert	forced
forensisch	forensic
fortgeschritten	progressive
Fötor	f(o)etor
Fötus	f(o)etus
fraktioniert	fractional
Fraktur	fracture
Fraktur (offen)	compound fracture
Frauenarzt	gyn(a)ecologist
Frauenheilkunde	gyn(a)ecology
Fremdkörper	foreign body
Fremitus	fremitus
Frequenz	frequency , rate
frieren	to freeze
frisch (neu)	recent
frontal	frontal
frösteln	to shiver
Frösteln	chill
Fruchtblase	amniotic sac
Fruchtwasser	amniotic fluid , liquor amnii
Frühdefibrillation	early defibrillation
Frühgeborenes	premate
Frühgeburt	premature birth
Frühstadium	early stage
fühlen	to feel
Führungsstab	guide wire
fulminant	fulminant
fungizid	fungicidal
Fungizid	fungicide
Funk	radio
funken	to radio
Funkgerät	transmitter
Funkkanal	channel
Funktion	function
funktionieren	to function
Funktionsstörung	malfunction
Furosemid	furosemide
Furunkel	furuncle , boil
Fuß	foot
Fußgelenk	ankle

Fußpuls	pedal pulse

G

Gallenblase	gall bladder
Gallenblasenentzündung	cholecystitis
Gallenflüssigkeit	bile
Gallengang	gall duct , bile duct , biliferous duct
Gallenkolik	biliary colic , bilious colic
Gallenstein	biliary stone , biliary calculus , gallstone
Gangrän	gangrene
Gas	gas
Gasaustausch	gas exchange
Gasbrand	gas gangrene
Gastritis	gastritis
Gastroenteritis	gastroenteritis
gastrointestinal	gastrointestinal
Gastroskop	gastroscope
Gastroskopie	gastroscopy
gastroskopisch	gastroscopic
Gaumen	palate
Gebärende	parturient
Gebärmutter	womb , uterus
Gebiß	teeth
Gebißprothese	denture
gebrochen	broken
Geburt	birth , childbirth , delivery , parturition
Geburtsdatum	date of birth
Geburtshelfer	obstetrician
Geburtshilfe	obstetrics
Geburtswehen	labo(u)r-pains , pain in labo(u)r
Gefahr	danger , hazard
Gefahrgut	dangerous material
gefährlich	dangerous , hazardous
Gefäßerkrankung	vasculopathy
gefäßerweiternd	vasodilative
Gefäßerweiterung	vasodilatation
gefäßverengend	vasoconstrictive
Gefäßverengung	vasoconstriction
Gefäßverschluß	vascular occlusion , vessel occlusion
Gefäßwand	vascular wall
Gefäßwiderstand	vascular resistance
Gefühl	feeling
gefühllos	numb , insensible

Gefühllosigkeit	insensibility
Gefühlsstörung	sensory failure
Gegengift	antidote , antitoxin , counterpoison
Gehirn	brain
Gehirnblutung	cerebral h(a)emorrhage
Gehirndruck	cerebral pressure
Gehirnerschütterung	concussion of the brain
Gehirnhaut	meninges
Gehirnhautentzündung	meningitis
Gehirnprellung	brain contusion
Gehirnschlag	cerebral stroke , cerebral apoplexy
Gehirnstamm	brainstem
Gehirntod	cerebral death
Gehör	hearing , audition
Gehörgang	auditory canal , auditory meatus
Gehörsturz	sudden hearing fall
geisteskrank	mentally ill , mentally sick
Geisteskranker	mentally ill
Geisteskrankheit	insanity , mental disease
geistig	mental
Gel	gel
gelähmt	paralytic
Gelähmter	paralytic
Gelbsucht	jaundice , icterus
Gelenk	joint , articulation
Gelenkfortsatz	articular process
Gelenkkapsel	articular capsule
Gelenkkopf	articular head
Gelenkpfanne	articular cavity
generalisiert	generalized
Genese	genesis
genesen	to recover
Genesung	recovery
Genick	scuff , nucha , nape of the neck
Genitalien	genitals
gepflegt	well-groomed
Geriater	geriatrician
Geriatrie	geriatrics
geriatrisch	geriatric
Gerichtsmedizin	forensic medicine
gerichtsmedizinisch	medicolegal
gerinnen	to clot
Gerinnsel	clot
Gerinnung	coagulation , blood clotting

Gerinnungshemmer	anticoagulant
Gerinnungsstörung	coagulopathy
gerissen	torn
Geruch	odo(u)r
Gesäß	buttocks
Geschlechtskrankheit	venereal disease
Geschlechtsorgan	genital , reproductive organ
Geschlechtsverkehr	sexual intercourse , copulation , venery
Geschoß	bullet
geschwollen	swollen
Geschwulst	growth
Geschwür	ulcer
Gesicht	face
Gesichtsschädel	facial skull
Gestose	gestosis
gesund	healthy , sound , sane
Gesundheit	health , soundness , sanity
Gewalt(tätigkeit)	violence , force
gewalttätig	violent
Gewebe	tissue
Gewicht	weight
gezerrt	pulled
Gicht	gout
Giemen	rhonchus
Gift	poison , venom
giftig	toxic , venomous
Giftpilz	toadstool
Giftstoff	toxic substance
Gips	plaster
Gipsbein	leg in plaster
Gipsverband	plaster cast
Glaskörper	vitreous humor
glatt	smooth
Glaubersalz	Glauber`s salt
Glaukom	glaucoma
Gleichgewicht	balance , equilibrium
Gleichstrom	direct current
Gliederschmerzen	rheumatism
Gliedmaßen	extremities , limbs
global	global
Globalinsuffizienz	global insufficiency
Globulin	globulin
Glottis	glottis
Glukagon	glucagon

Glukokortikoid	glucocorticoid
Glukose	glucose
Glukoselösung	glucose solution
Glycerolnitrat	glycerol nitrate
Glykogen	glycogen
Grad	degree
Gramm	gram(me)
Grand Mal	grand mal
Granulose	granulosis
Granulozyt	granulocyte
Gravidität	gravidity , pregnancy
Grippe	influenza , flu
Großhirn	cerebrum
Grünholzfraktur	greenstick fracture
Gummihandschuh	rubber glove
Gürtelrose	zoster , shingles , zona
gutartig	benign
Gynäkologe	gyn(a)ecologist
Gynäkologie	gyn(a)ecology
gynäkologisch	gyn(a)ecological

H

Haar(e)	hair
Haftpflichtversicherung	liability insurance
halbautomatisch	semiautomatic
Halbseitenlähmung	hemiparesis
halbseitig	unilateral
Halluzination	hallucination
Halluzinogen	hallocinogenic
halluzinogen	hallocinogenic
Haloperidol	haloperidol
Halothan	halothane
Hals	neck
Hals-Nasen-Ohrenarzt	otorhinolaryngologist
Hals-Nasen-Ohrenheilkunde	otorhinolaryngology
Halskrause	extrication collar , neck support
Halsschlagader	carotid artery
Halsschmerzen	sore throat
Halsvenenstauung	neck vein congestion
Halswirbel	cervical vertebra
Halswirbelsäule	cervical spinal column
Haltbarkeitsdauer	shelf life , storage life
Hämatemesis	h(a)ematemesis

Hämatokrit	h(a)ematocrit
Hämatothorax	h(a)ematothorax
Hämaturie	h(a)ematuria
Hämodynamik	h(a)emodynamics
hämodynamisch	h(a)emodynamic
Hämofiltration	haemofiltration
Hämoglobin	h(a)emoglobin
Hämolyse	h(a)emolysis
Hämoptysis	h(a)emoptysis
hämorrhagisch	h(a)emorrhagic
Hämorrhoiden	h(a)emorrhoids
Hand	hand
Handelsname	trade name
Handfunkgerät	walkie-talkie
Handgelenk	wrist
Handschuh	glove
Harnbildung	uropoiesis
Harnblase	urinary bladder
Harndrang	urge to pass water
Harnleiter	ureter , urine tube
harnpflichtig	urophanic
Harnröhre	urethra
Harnsäure	uric acid
Harnsperre	renal shutdown
Harnstein	urinary calculus / stone
Harnstoff	urea , carbamide
Harntrakt	urinary tract
Harnverhalt	urine retention
Harnwegsinfektion	urinary tract infection
Haschisch	hashish
Hausarzt	family doctor
Haut	skin , integument
Hautarzt	dermatologist
Hebamme	midwife
Hebung	elevation
Heftverband	sticking plaster , adhesive plaster
heilbar	curable
heilen	to cure , to heal
Heilpraktiker	nonmedical practitioner
Heilung	cure , healing
Heimdialyse	home dialysis
Heimlich-Handgriff	Heimlich maneuver
heiser	hoarse
Heiserkeit	hoarseness

Helm	helmet
Hemiparese	hemiparesis
Hemiplegie	hemiplegia
Heparin	heparin
heparinisieren	to heparinize
Heparinisierung	heparinization
hepatisch	hepatic
Hepatitis	hepatitis
Herd	focus
herdförmig	focal
Hernie	hernia
Heroin	heroin
Herz	heart
Herzbeutel	pericardium
Herzdruckmassage	cardiac compression , cardiac massage
Herzfehler	cardiac defect
Herzinfarkt	cardiac infarct(ion)
Herzinsuffizienz	myocardial insufficiency
Herzkammer	cardiac ventricle
Herzkatheter	cardiac catheter
Herzklappe	cardiac valve
Herzklopfen	heart beating
Herzkrankheit (koronare -)	coronary heart disease
Herzkranzgefäße	coronary vessel , coronaries
Herzschlag	heartbeat
Herzstillstand	cardiac arrest , cardiac standstill
Herzversagen	heart failure
Herzvorhof	atrium , auricle
Heuschnupfen	hay fever
Hexenschuß	lumbago
Hilfsfrist	response time
Hilus	hilus
hinken	to limp
hinten	back , posterior
Hinterwand	posterior wall
Hinterwandinfarkt	posterior myocardial infarct(ion)
Hirnanhangdrüse	hypophysis , pituitary gland
Hirnblutung	cerebral h(a)emorrhage
Hirndruck	brain pressure
Hirnödem	cerebral (o)edema
Hirnrinde	cerebral cortex
Hirnschaden	brain damage
Hirnstamm	brain stem
Hirntod	cerebral death

His-Bündel	bundle of His
Histamin	histamine
Hitze	heat
Hitzschlag	heat stroke
hoch	high
hochlagern	to elevate , to raise
Hochlagerung	elevation , raising
hochmolekular	high molecular
Hoden	testicle
Hodensack	scrotum
Hodentorsion	testicular torsion
Hodgkin`sche Krankheit	Hodgkin`s disease
Höhle	cavity
Hohlvene	hollow vein
homogen	homogeneous
Homöopathie	hom(o)eopathy
homöopathisch	hom(o)eopathic
hören	to hear
Hormon	hormon
hormonell	hormonal
Hornhaut (Augen)	cornea
Hornhaut (Oberhaut)	horny cuticle
Hornisse	hornet
hospitalisieren	to hospitalize
Hospitalismus	hospitalism
Hubschrauber	helicopter
Hüfte	hip
Hüftgelenk	hip joint
Humanalbumin	human albumin
Humaninsulin	human insulin
Humerus	humerus
Hundebiß	dog bite
Hunger	hunger
hungrig	hungry
Husten	cough
husten	to cough
Hydroxyethylstärke	hydroxyethyl starch
Hydrozephalus	hydrocephalus
Hygiene	hygiene , hygienics
hygienisch	hygienic , sanitary
Hyperglykämie	hyperglyc(a)emia
hyperglykämisch	hyperglyc(a)emic
hyperkalämisch	hyperpotass(a)emic
Hyperkaliämie	hyperpotass(a)emia

Hyperkalzämie	hypercalc(a)emia
hyperkalzämisch	hypercalc(a)emic
Hyperkapnie	hypercapnia
hyperkapnisch	hypercapnic
Hyperplasie	hyperplasia
hyperplastisch	hyperplastic
Hypersalivation	hypersalivation
hypersensibilisieren	to hypersensitize
Hypersensibilisierung	hypersensitization
hypersonar	hypersonar
hypertensiv	hypertensive
Hypertensive Krise	hypertensive crisis
hypertherm	hyperthermic
Hyperthermie	hyperthermia
Hyperthyreose	hyperthyroidism
hyperton	hypertone
Hypertonie	hypertonia
hypertroph	hypertrophic
Hypertrophie	hypertrophy
Hyperventilation	hyperventilation
Hyperventilationstetanie	hyperventilation tetany
hyperventilieren	to hyperventilate
Hypervolämie	hypervol(a)emia
hypervolämisch	hypervol(a)emic
Hypoglykämie	hypogly(a)emia
hypoglykämisch	hypoglyc(a)emic
hypokalämisch	hypopotass(a)emic
Hypokaliämie	hypopotass(a)emia
Hypokalzämie	hypocalc(a)emia
hypokalzämisch	hypocalc(a)emic
Hypokapnie	hypocapnie
hypokapnisch	hypocapnic
Hypophyse	hypophysis , pituitary gland
Hypoplasie	hypoplasia
hypoplastisch	hypoplastic
hyposensibilisieren	to hyposensitize
Hyposensibilisierung	hyposensitization
hypotensiv	hypotensive
Hypothalamus	hypothalamus
hypotherm	hypothermic
Hypothermie	hypothermia
hypoton	hypotone
Hypotonie	hypotonia
Hypoventilation	hypoventilation

hypoventilieren	to hypoventilate
Hypovolämie	hypovol(a)emia
hypovolämisch	hypovol(a)emic
Hypoxämie	hypox(a)emia
hypoxämisch	hypox(a)emic
Hypoxie	hypoxia
hypoxisch	hypoxic

I

Ibuprofen	ibuprofen
Idiopathie	idiopathy
idiopathisch	idiopathic
Ikterus	icterus
Ileozökalklappe	ileocecal valve
Ileum	ileum
Ileus	ileus
imminent	imminent
immobilisieren	to immobilize
Immobilisierung	immobilization
immun	immune
immunisieren	to immunize
Immunisierung	immunization
Immunsystem	immune system
impfen	to vaccinate , to inoculate , to immunize
Impfpaß	vaccination card
Impfstoff	vaccine
Impfung	vaccination , inoculation , immunization
Implantat	implant
Implantation	implantation
implantieren	to implant
imponieren	to impress
Impressionsfraktur	impressed fracture
inadäquat	inadequate
Indikation	indication
indizieren	to indicate
indiziert	indicated
ineffizient	inefficient
Infarkt	infarct(ion)
infarzieren	to infarct
Infarzierung	infarction
infaust	unfavo(u)rable
Infektion	infection
Infektionskrankheit	infectious disease

infektiös	infectious , infective , contagious
Infektiosität	infectivity , infectiosity
Infiltrat	infiltrate
Infiltration	effusion , infiltration
Infiltrationsanästhesie	infiltration an(a)esthesia
infiltrieren	to infiltrate
infizieren	to infect
infundieren	to infuse
Infusion	infusion
Infusionsbesteck	infusion set
Infusionspumpe	infusion pump
Ingestion	ingestion
Inhalation	inhalation
Inhalationsanästhesie	inhalation an(a)esthesia
Inhalationsgerät	inhalator
Inhalationstrauma	inhalation trauma
inhalieren	to inhale
inhomogen	inhomogeneous
initial	initial
Injektion	injection
injizieren	to inject
Inkarzeration	incarceration
inkarzerieren	to incarcerate
inkompatibel	incompatible
Inkompatibilität	incompatibility
inkontinent	incontinent
Inkontinenz	incontinence
Inkubator	incubator
inkurabel	incurable
innen	inside
Innenohr	inner ear
innerlich	intrinsic , internal
Inokulation	inoculation
inokulieren	to inoculate
inoperabel	inoperable
inotrop	inotropic
Insektenstich	insect bite
Inspiration	inspiration
inspiratorisch	inspiratory
inspirieren	to inspire
instabil	instabile , instable , unstable
Instabilität	instability
Instrument	instrument
insuffizient	insufficient

Insuffizienz	insufficiency
Insulin	insulin
insulinpflichtig	insulin-dependent
Insult	insult
Integument	integument
intensiv	intensive
Intensivbehandlung	intensive treatment
Intensivpflege	intensive care
intensivpflichtig	intensive treatment-dependent
Intensivstation	intensive care unit
Intensivtransportwagen	mobile intensive care unit
interkostal	intercostal
Interkostalraum	intercostal space
intermittieren	to intermit
intermittierend	intermittent
intern(istisch)	internal
Internist	internist
interstitiell	interstitial
Interstitium	interstitium
Intervall	interval
intervenieren	to intervene
Intervention	intervention
intestinal	intestinal
Intoxikation	intoxication
intoxikieren	to intoxicate
intraarteriell	intraarterial
intrakardial	intracardial
intrakranial	intracranial
intrakraniell	intracranial
intramuskulär	intramuscular
intraossär	intraosseous
intravasal	intravascular
intravenös	intravenous , endovenous
intrazellulär	intracellular
Intrazellulärraum	intracellular space
intrinsisch	intrinsic
Intubation	intubation , tubage
Intubationsbesteck	intubation set
Intubationsnarkose	endotracheal an(a)esthesia
intubieren	to intubate
invasiv	invasive
invers	inverse
inzident	incident
Inzidenz	incidence

Ion	ion
irreversibel	irreversible
Ischämie	isch(a)emia
ischämisch	isch(a)emic
Ischias	sciatica
Isolation	isolation
isolieren	to isolate
Isolierstation	isolation ward
Isosorbitdinitrat	isosorbide dinitrate
isoton	isotone
isotonisch	isotonic
Isthmus	isthmus

J

Jochbein	cheekbone
Jod	iodine
Joule	joule
jucken	to itch
Juckreiz	itch(ing) , pruritus
juckreizstillend	antipruritic

K

Kabel	cable
kachektisch	cachectic
Kachexie	cachexia
Kaffeesatzerbrechen	coffee-ground vomiting
Kaiserschnitt	c(a)esarean section
Kalium	potassium
Kalk	calcium , chalk
Kallus	callus
Kälte	cold(ness)
Kalzium	calcium
Kammerflattern	ventricular flutter
Kammerflimmern	ventricular fibrillation
Kanal (Funk)	channel
Kanal (Gang)	duct
Kanüle	cannula
kapillar	capillary
Kapillare	capillary vessel
Kapnometrie	capnometry
kapnometrisch	capnometric
kardial	cardiac , cardial

Kardinalsymptom	cardinal symptom
kardiogen	cardiogenic
Kardiologe	cardiologist
Kardiologie	cardiology
kardiopulmonal	cardiopulmonary
Kardioversion	cardioversion
Karzinom	carcinoma
Käseschmiere	vernix
Kassenarzt	panel doctor
Kassenpatient	panel patient
Kasuistik	casuistics
kasuistisch	casuistic
Katarakt	cataract
Katarrh	catarrh , cold
Katastrophe	disaster
Katecholamin	catecholamine
Katheter	catheter
katheterisieren	to catheterize
Katheterisierung	catheterization
kaudal	caudal
kausal	causal
Kehlkopf	larynx
Keim	germ
Kernspintomographie	nuclear spin tomography
Ketamin	ketamine
Ketoazidose	ketacidosis
ketoazidotisch	cetoacidotic
Ketonkörper	ketone body
keuchen	to wheeze
Keuchhusten	whopping cough
Kiefer	jaw
Kieferchirurgie	jaw surgery , maxillary surgery
Kilogramm	kilogram(me)
Kind	child
Kinderarzt	p(a)ediatrician
Kinderheilkunde	p(a)ediatrics
Kinderklinik	children's clinic
Kinderkrankenschwester	p(a)ediatric nurse
Kinderlähmung	infantile paralysis , poliomyelitis
Kindstod (plötzlicher -)	sudden infant death syndrome
Kinn	chin
Kissen	pillow , cushion
Kittel	coat
Klappe	valve

Klappenfehler	valvular defect
Klavikula	clavicle
Kleinhirn	cerebellum
Klemme	clamp
Klimakterium	climacteric
Klinik	clinic
klinisch	clinical
Klistier	enema
klonisch	clonic
Klopfschall	percussion sound
Knie	knee
Kniebeuge	knee bend , knee-crocking
Kniescheibe	kneecap , patella
Knöchel	dumpling
Knochen	bone
Knochenhaut	periosteum
Knochenhöhle	socket
Knochenmark	bone marrow
Knollenblätterpilz	deathcup , deadly amanita
Knorpel	cartilage
Koagel	coagulum , clot , curd
Koagulation	coagulation
koagulieren	to coagulate
Kochsalz	sodium chloride , common salt
Kochsalzlösung	saline solution
Kodein	codeine
Koffein	coffeine
Kohle (Medizinische -)	activated charcoal
Kohlendioxyd	carbon dioxide
Kohlenmonoxyd	carbon monoxide
Kokain	cocaine
Kolik	colic
Kolitis	colitis
Kolitis ulcerosa	ulcerative colitis
kollabieren	to collapse
Kollagenose	collagenosis
Kollaps	collapse , prostration
Kollateralkreislauf	collateral circulation
Kolloid	colloide
Kolon	colon
Koma	coma
komatös	comatose
Kompartment-Syndrom	compartment syndrome
kompatibel	compatible

Kompatibilität	compatibility
Kompensation	compensation
kompensieren	to compensate
Komplikation	complication
kompliziert	complicated
Kompresse	compress
Kompression	compression
komprimieren	to compress
Koniotomie	coniotomy
konnektieren	to connect
Konnektion	connection
Konnektor	connector
konservativ	conservative
Kontamination	contamination
kontaminieren	to contaminate
kontaminiert	contaminated
Kontraindikation	contraindication
kontraktieren	to contract
Kontraktilität	contractility
Kontraktion	contraction
Kontraktur	contracture , contraction
Kontrastmittel	radiopaque medium , contrast medium
Kontrolle	control
kontrollieren	to control
Kontusion	contusion
Konvaleszenz	convalescence
konvergent	convergent
Konvergenz	convergence
Konvulsant	convulsant
Konvulsion	convulsion
konvulsiv	convulsive
Kooperation	cooperation
kooperativ	cooperative
kooperieren	to cooperate
Koordination	coordination
Koordinator	coordinator
koordinieren	to coordinate
Kopf	head
Kopf-Überstrecken	chin lift
Kopfschmerzen	headache
Kopftief-Lagerung	Trendelenburg's position
Kopfverletzung	head injury
Kornealreflex	corneal reflex
koronar	coronary

Koronargefäß	coronary vessel
Körper	body
körperbehindert	physically handicapped
Körpergewicht	body weight
Körperglied	limb
Körperkern	core
Körperkreislauf	corpor(e)al circulation
körperlich	physical , corpor(e)al
Körperoberfläche	body surface
Körperöffnung	orifice
Körperpflege	personal hygiene
korpulent	corpulent
Korpulenz	corpulency
Korsett	corset
Kortikoid	corticoid
Kortikosteroid	corticosteroid
Kortison	cortisone
Kot	f(a)eces , excrement
Kramerschiene	wire ladder splint
Krampf	attack , spasm , convulsion , cramp
Krampfader	varicose vein
Krampfanfall	convulsive attack
krampfauslösend (-es Mittel)	convulsant
krampfen	to clench
krampflösend	spasmolytic , antispasmodic
kranial	cranial
kraniell	cranial
krank	ill , sick
Kranke(r)	sick , ill , patient
Krankenakte	medical data
Krankenbett	sick-bed
Krankenblatt	medical record
Krankengeschichte	medical history , bulletin , anamnesis
Krankengymnast(in)	physiotherapist
Krankengymnastik	physiotherapy
Krankenhaus	hospital
Krankenhausaufenthalt	hospital stay
Krankenkasse	health insurance , sick fund
Krankenpflege	nursing
Krankenpfleger	(male) nurse
Krankenschein	health insurance certificate
Krankenschwester	nurse
Krankentrage	stretcher , cot , handbarrow
Krankentransport	patient transport(ation)

Krankenwagen	ambulance
Krankenzimmer	sickroom
krankhaft	pathological
Krankheit	illness , disease , sickness
Krankheitsbild	clinical picture
Krankheitsverlauf	course of a disease
krankschreiben	to declare unfit for work
Krebs	cancer
krebsartig	cancerous
krebserregend	carcinogenic
Krebsgeschwulst	cancerous tumo(u)r
Kreislauf	circulation
Kreislaufschwäche	bad circulation
Kreislaufstillstand	full arrest
Kreislaufversagen	circulatory collapse
kreißen	to be in labo(u)r
Kreißende	parturient
Kreißsaal	delivery room
Krepitation	crepitus , crepitation
Kreuzband	cruicial ligament
Kreuzbein	sacrum
Kreuzotter	common viper
Kreuzprobe	cross typing
Kreuzschmerzen	sacralia , backache , back pain
Kribbeln	itch
kribbeln	to itch , to tickle
Krippentod	crib death,sudden infant death syndrome
Krise	crisis
Kristalloid	crystalloid
kritisch	critical
Kropf	goiter , goitre , struma
Krücke	crutch
Krupp	croup
kühlen	to cool
Kühlung	cooling
Kumulation	cumulation
kumulieren	to cumulate
künstlich	artificial
Kur	cure
kurabel	curable
Kurzzeitbeatmung	short-term ventilation
Kußmaul'sche Atmung	Kußmaul's breathing

L

labil	labile
Laborwerte	laboratory report
Lachgas	laughing gas
laden	to charge , to load
lagern	to lay , to rest
Lagerung	recumbent , storage
lähmen	to paralyze
Lähmung	paralysis , palsy
Laienhelfer	lay helper
Laken	sheet
Laktat	lactate
längsgestreift	along striped
Langzeitbeatmung	long-term ventilation
Laparoskop	laparoscope
Laparoskopie	laparoscopy
laparoskopisch	laparoscopical
Laparotomie	laparotomy
laparotomieren	to laparotomize
Laryngoskop	laryngoscope
Laryngoskopie	laryngoscopy
laryngoskopisch	laryngoscopic
Larynx	larynx
latent	latent
Latenzzeit	latency period
lateral	lateral
Lauge	lye
Lavage	lavage
Leben	life
leben	to live
lebensbedrohlich	life-threatening
Lebenserwartung	life expectancy
lebensfähig	viable
Lebensgefahr	danger of life
Lebensmittelvergiftung	food poisoning
lebensmüde	weary of life
lebensrettend	life-saving
Leber	liver
Leberzirrhose	cirrhosis of liver
Lederhaut	corium
Lehrrettungsassistent	paramedic instructor
Leiche	corpse , dead body , cadaver
Leichenfleck	livor mortis , postmortem lividity
Leichenschau	necropsy , autopsy

Leichenstarre	cadaveric rigidity
Leiste	groin
Leistenbruch	groin hernia , inguinal hernia
Leitstelle	dispatching centre / center
Leitstellendisponent	dispatcher
Leitsymptom	cardinal symptom
Leitungsanästhesie	conduction an(a)esthesia
Lende	loin
Lendenwirbel	lumbar vertebra
Lendenwirbelsäule	lumbar spinal column
letal	lethal
Letalität	lethality
Leukämie	leuk(a)emia
Leukozyt	leukocyte, leucocyte
Lid	lid
Lidocain	lidocaine
Liege	couch
Liegen	decumbency
liegen	to lie
liegend	lying , decumbent , recumbent
lindern	to mitigate , to alleviate
Linderung	mitigation , alleviation
Linksschenkelblock	left bundle-branch block
Linse	lens
Lippe	lip
Liquor	cerebrospinal fluid
livid	livid
lokal	local
Lokalanästhesie	local an(a)esthesia
löschen	to extinguish
Löschfahrzeug	fire engine
Loslaßschmerz	rebound tenderness
Lösungsmittel	solvent
LSD	lyserg
Luftbefeuchter	humidifier
Luftembolie	air embolism
Luftkammerschiene	air splint
Luftrettungsdienst	air rescue service
Luftröhre	trachea , windpipe
Lumbago	lumbago
Lumen	lumen
Lunge	lung(s)
Lungenembolie	lung embolism
Lungenentzündung	pneumonia

Lungenflügel	lung (wing)
Lungenkreislauf	pulmonic circulation
Lungenlappen	lobe of the lung
Lungenödem	pulmonary (o)edema
Luxation	dislocation , luxation
luxieren	to luxate
Lymphe	lymph , vaccine
Lymphknoten	lymph node
Lymphogranulomatose	lymphogranulomatosis
Lymphom	lymphoma
Lymphstauung	lymphostasis
Lymphsystem	lymph(atic) system
Lyse	lysis
lysieren	to lyse

M	
Magen	stomach
Magengeschwür	gastric ulcer
Magensäure	gastric acidity
Magensonde	stomach probe
Magenspülung	stomach irrigation
Magnesium	magnesium
Malfunktion	malfunction
maligne	malignant
Mallory-Weiss Syndrom	Mallory-Weiss syndrome
Mandel	tonsil
Mandelentzündung	tonsillitis
Mandrin	mandrin
Mangel	deficiency , lack
Mangelerscheinung	deficiency symptom
Manie	mania
Manifestation	manifestation
manifestieren	to manifestate
manisch	manic
männlich	male
Manschette	cuff
manuell	manual
Marcumar	marcumar
marginal	marginal
Marihuana	marijuana , pot
Marmorierung	marmoration , marbleization
Martinshorn	siren
Masern	measles

Maske	mask
Maßnahme	measure
Mastdarm	rectum
Mastzelle	mast cell
matt	exhausted
Maximalversorgung	maximum care
McBurney-Punkt	McBurney's point
mechanisch	mechanical
Mechanismus	mechanism
medial	medial
Mediastinalflattern	mediastinal flutter
Mediastinum	mediastinum
Medikament	drug , medicament
Medikation	medication
Medizin	medicine
Mediziner	physician, medic
medizinisch	medical
Medizintechnik	medical engineering
Medulla	medulla
Mehrgebärende	multipara
Melaena	mel(a)ena
Meldepflicht	duty of notification
meldepflichtig	notifiable
Membran	membrane
Mèniere (Morbus -)	Mènière's disease
Meningismus	meningism
Meningitis	meningitis
Meniskus	meniscus
Menstruation	menstruation
Mesenterialgefäß	mesenterial vessel
Mesenterialinfarkt	mesenterial infarct(ation)
Mesenterium	mesentery
messen	to measure
Messer	knife
Messerstecherei	knifing
Meßgerät	measuring instrument
Meßsonde	measuring probe
Messung	measurement
metabolisch	metabolic
Metabolismus	metabolism
metallisch	metallic
Metamizol	metamizole
Metastase	metastasis
metastasieren	to metastasize

Meteorismus	meteorism
Methadon	methadone
Methämoglobin	meth(a)emoglobin
Methanol	methanol
Methylalkohol	methyl alcohol
Methyldigoxin	methyldigoxin
Metoclopramid	metoclopramide
Midazolam	midazolame
Migräne	migraine
Mikrozirkulation	microcirculation
Miktion	miction
Milligramm	milligram(me)
Milliliter	millilitre , milliliter
Milz	spleen
Milzruptur	rupture of the spleen
Miosis	miosis
Mißbrauch	abuse , misuse
mißbrauchen	to misuse
mißhandeln	to batter , to maltreat
Mißhandlung	maltreatment
Mitralklappe	mitral valve
Mitralstenose	mitral stenosis
Mittelfußknochen	metatarsal bones
Mittelhandknochen	metacarpal bones
mobilisieren	to mobilize
Mobilisierung	mobilization
Molar	molar
molekular	molecular
Molekulargewicht	molecular weight
Monitor	monitor
Monitoring	monitoring
monofokal	monofocal
monotop	monotopic
morbid	morbid
Morphin	morphine
mortal	mortal
Mortalität	mortality
motorisch	motor
müde	tired , weary
Mukolytikum	mucolytic
mukolytisch	mucolytic
mukös	mucous
Mukosa	mucosa
Mullbinde	gauze bandage

multifokal	multifocal
Multiorganversagen	multiorgan failure
Multipara	multipara
Multiple Sklerose	multiple sclerosis
Mumps	mumps
Mund	mouth
Mund-zu-Mund-Beatmung	mouth-to-mouth insufflation
Mund-zu-Nase-Beatmung	mouth-to-nose insufflation
Muskel	muscle
Muskelfaserriß	torn muscle
Muskelrelaxans	muscle relaxant
Muskelschwund	muscle wasting
Muskelzerrung	pulled muscle
Muskulatur	muscular system , musculature , muscles
Muttermal	birthmark , freckle
Muttermund	cervical canal , uterine orifice
Myasthenia gravis	myasthenia gravis
myasthenisch	myasthenic
Mydriasis	mydriasis
Myokard	myocardium
myokardial	myocardial , myocardiac
Myokarditis	myocarditis
Myom	myoma
Myopathie	myopathy
myopathisch	myopathic

N

Nabel	navel
Nabelbruch	navel hernia
Nabelschnur	umbilical cord
Nabelschnurvorfall	prolapsed cord incident
Nachblutung	after-bleeding , posth(a)emorrhage
Nachgeburt	afterbirth , placenta
Nachgeburtsphase	placental stage , third stage of labo(u)r
Nachlast	afterload
Nachname	sur name , family name
Nacken	nape , neck
Nackensteife	stiff-neck
Nagel	nail
nähen	to stitch , to suture
Naht	suture
Nalbuphin	nalbuphine
Naloxon	naloxone

Narbe	scar
Narkose	an(a)esthesia , narcosis
Narkoseeinleitung	an(a)esthetic induction
Narkotikum	narcotic
narkotisieren	to an(a)esthetize
nasal	nasal
Nase	nose
Nasenbein	nasal bone
Nasenbluten	nosebleed(ing) , epistaxis
Nasenflügel	nasal wing
Nasenloch	nostril
Nasennebenhöhle	paranasal sinus
Nasennebenhöhlenentzündung	paranasal sinusitis
Nasenscheidewand	nasal septum
Nasensonde	nasal probe
Nasenwurzel	nasal root
Natrium	sodium
Natriumbikarbonat	sodium bicarbonate
Nebenniere	adrenal gland , suprarenal body
Nebenwirkung	side effect
negativ	negative
Nekrose	necrosis
nekrotisch	necrotic
nekrotisieren	to necrotize , to necrose
Nephritis	nephritis
Nerv	nerve
nervenkrank	neuropathic
Nervenkrankheit	neuropathy , nervous disease
Nervensystem	nervous system
Nervensystem (Zentrales -)	central nervous system
Nervenzusammenbruch	nervous breakdown
nervlich	nervous
nervös	nervous
Netzhaut	retina
Neugeborenes	newborn , neonate
Neunerregel	rule of nines
Neuralgie	neuralgia
neuralgisch	neuralgic
Neurochirurg	neurosurgeon
Neurochirurgie	neurosurgery
neurochirurgisch	neurosurgical
Neuroleptikum	neuroleptic
neuroleptisch	neuroleptic
Neurologe	neurologist

Neurologie	neurology
neurologisch	neurological
Neurose	neurosis
neurotisch	neurotic
Neutralisation	neutralization
neutralisieren	to neutralize
niedermolekular	low molecular
niedrig	low
Niere	kidney
Nierenbecken	renal pelvis
Nierenbeckenentzündung	pyelitis
Nierenentzündung	nephritis
Nierenkolik	renal colic
Nierenlager	renal bed
Nierenschale	kidney dish , vomiting bowl
Nierenstein	renal stone / calculus , kidney stone
Nierenversagen	renal failure
Niesen	sneezing
niesen	to sneeze
Nikotin	nicotine
Nitroglycerin	nitroglycerin , glyceryl trinitrate
Noradrenalin	norepinephrine
Norepinephrin	norepinephrine
normal	normal
normalisieren	to normalize
Normalisierung	normalization
Normalität	normality
Normbereich	normal value
normoton	normotensive
Notarzt	emergency doctor , emergency physician
Notarztwagen	emergency doctor / physician ambulance
Notaufnahme	emergency room
Notfall	emergency
Notfalleinsatz	emergency call
Notfallkoffer	emergency case
Notfallmedizin	emergency medicine
Notfallort	scene
Notruf	emergency call
Noxe	noxa
nüchtern	bland

O
obdachlos	homeless

Obdachlose(r)	homeless person
Oberarm	upper arm
Oberbauch	upper abdomen
Oberhaut	epidermis , cuticle
Oberkiefer	maxilla , upper jaw
Oberlappen	upper lobe
Oberschenkel	thigh
Oberschenkelhals	femural neck
obsolet	obsolete
Obstipation	constipation , costiveness
Obstruktion	obstruction
obstruktiv	obstructive
occipital	occipital
Ödem	(o)edema
ödematös	(o)edematous
Ohnmacht	fainting , syncope , swoon
ohnmächtig	in a faint
ohnmächtig werden	to faint , to swoon
Ohr	ear
Ohrensausen	ear buzzing , tinnitus
Ohrenschmerzen	earache
Ohrmuschel	outer ear , external ear
Okklusion	occlusion
Oligurie	oliguria
oligurisch	oliguric
Onkologe	oncologist
Onkologie	oncology
onkologisch	oncological
onkotisch	oncotic
Opazität	shadow , opacity
Operateur	operator
Operation	operation
Operationssaal	operating room ,operating theatre/theater
Operationstisch	operating table
operativ	operative
operieren	to operate
Opiat	opiate
oral	oral
Orciprenalin	orciprenaline
Organ	organ
Organempfänger	organ receiver
organisch	organic
Organismus	organism
Organophosphat	organophosphate

Organspende	organ donation
Organspender	organ donor
Organversagen	organ failure
orientiert	orientated
Orientierung	orientation
Orthopäde	orthop(a)edist
Orthopädie	orthop(a)edics
orthopädisch	orthop(a)edic
Orthopnoe	orthopn(o)ea
Osmose	osmosis
osmotisch	osmotic
ösophageal	(o)esophageal
Ösophagus	(o)esophagus
Ösophagusvarize	(o)esophageal varice
Osteoporose	osteoporosis
Ovulationshemmer	ovulation inhibitor
Ovulum	ovule
Oxidation	oxidation
oxidieren	to oxidize
oxygenisieren	to oxygenate
Oxygenisierung	oxygenation
Oxymetrie	oxymetry
oxymetrisch	oxymetric

P

Pädiater	p(a)ediatrist
Pädiatrie	p(a)ediatrics
pädiatrisch	p(a)ediatric
Palpation	palpation
palpatorisch	palpatory
palpieren	to palpate
Pankreas	pancreas
Pankreatitis	pancreatitis
paradox	paradoxical
Paralyse	paralysis
paralytisch	paralytic
Parameter	parameter
Paranoia	paranoia
paranoid	paranoid
Paraplegie	paraplegia
Parästhesie	par(a)esthesia
Parasympathikolytikum	parasympathicolytic
parasympathikolytisch	parasympathicolytic

Parasympathikomimetikum	parasympathicomimetic
parasympathikomimetisch	parasympathicomimetic
Parasympathikus	parasympathicus , parasympathetic
parasympathisch	parasympathetical
paravenös	paravenous
Parenchym	parenchyma
parenteral	parenteral
Parese	paresis
paretisch	paretic
parietal	parietal
Parkinson (Morbus -)	Parkinson's disease
paroxysmal	paroxysmal
partial	partial
Partialdruck	partial pressure
partiell	partial
passiv	passive
Pathogenese	pathogenesis
pathogenetisch	pathogenic
Pathologe	pathologist
Pathologie	pathology
pathologisch	pathological
Pathophysiologie	pathophysiology
pathophysiologisch	pathophysiological
Patient(in)	patient
Patientenübergabe	patient delivery
pelzig	furred
Penetration	penetration
penetrieren	to penetrate
Penis	penis
Penizillin	penicillin
Pentazocin	pentazocine
Perforation	perforation
perforieren	to perforate
Perfusion	perfusion
Periduralanästhesie	peridural an(a)esthesia
Perikard	pericardium
Perikarditis	pericarditis
Periode	period
Periodenschmerzen	period pains
peripher	peripheral
Peripherie	periphery
Peritoneum	peritoneum
Peritonitis	peritonitis
periumbilikal	periumbilical

Perkussion	percussion
perkutan	percutaneous
permeabel	permeable
Permeabilität	permeability
persistieren	to persist
persistierend	persistent
Personal	personnel , staff
petechial	petechial
Petechie	petechia
Pethidin	pethidine
Petit Mal	petit mal
Pfählungsverletzung	impale injury
pfeifen	to whistle
Pfeifen	whistling
Pflasterverband	sticking plaster , adhesive plaster
Pflege	care
Pflegeheim	nursing home
pflegen	to take care,to nurse,to groom,to attend
Pflegepersonal	nursing personnel , nursing staff
Pfleger(in)	nurse
Pfortader	portal vein
Pfropf	clot , thrombus
PH-Wert	PH level
Phantom	phantom
Pharmakologe	pharmacologist
Pharmakologie	pharmacology
pharmakologisch	pharmacological
Pharyngealtubus	pharyngeal tube
Pharyngitis	pharyngitis
Pharynx	pharynx
Phase	phase
Phlegmone	phlegmon
Phobie	phobia
Physik	physics
physikalisch	physical
Physiologe	physiologist
Physiologie	physiology
physiologisch	physiological
Pia Marter	pia marter
Pille	pill
Pilz (pathologisch)	fungus
Pilzerkrankung	fungal infection
Pindolol	pindolole
Pinzette	tweezer

Piritramid	piritramide
Plaque	plaque
Plasma	plasma
Plasmaexpander	volume expander , plasma extender
Platzangst	agoraphobia
Platzwunde	laceration
Plazebo	placebo
Plazenta	placenta
Plazenta praevia	placenta pr(a)evia
Pleura	pleura
Pleuraspalt	pleural space
Pleuritis	pleurisy , pleuritis
Plexusanästhesie	plexus an(a)esthesia
Pneumonie	pneumonia
Pneumothorax	pneumothorax
Poliomyelitis	poliomyelitis
Polizei	police
Polizeibeamter	policeman , constable
Polyp	polyp
polytop	polytopic
Polytoxikomane	polytoxicomanic
Polytoxikomanie	polytoxicomania
Polytrauma	polytrauma , multiple trauma
Polyurie	polyuria
positiv	positive
posterior	posterior
Postleitzahl	post code , zip code
postnatal	postnatal
postulieren	to postulate
Pot (Marihuana)	pot
Potentialdifferenz	potential difference
Prädelirium	predelirium
Präeklampsie	pre-eclampsia
präeklamptisch	pre-eclamptic
präfinal	prefinal
Präklinik	preclinic
präklinisch	preclinical
Präkordialschlag	precordial thump
praktisch	practical
Prämedikation	premedication
pränatal	prenatal
Präparat	preperation
prävalent	prevalent
Prävelenz	prevalence

Prävention	prevention
präventiv	preventive
Praxis	practice
Prednisolon	prednisolone
prellen	to bruise
Prellung	contusion , bruise
Presswehe	expulsive pain
primär	primary
Primipara	primipara
Privatpatient	private patient
Prognose	prognosis
prognostisch	prognostic
prognostizieren	to prognosticate
progredient	progrssive
Progredienz	progression
progressiv	progressive
Progressivität	progression
Proktologe	proctologist
Proktologie	proctology
proktologisch	proctological
Prolaps	prolapse
prolongieren	to prolong
Promethazin	promethazine
Pronation	pronation
prophylaktisch	prophylactic
Prophylaxe	prophylaxis
prospektiv	prospective
Prostata	prostate
Protein	protein
Prothese	artificial limb , prosthesis
Protokoll	record , protocol , report
protrahieren	to protract
Protrusion	protrusion
proximal	proximal
Prozent	per cent
prozentig	per cent
Pseudo Krupp	pseudo croup
Psyche	psyche
Psychiater	psychiatrist
Psychiatrie	psychiatry
psychiatrisch	psychiatric
psychisch	psychic(al)
Psychologe	psychologist
Psychologie	psychology

psychologisch	psychological
Psychopharmakon	psycho-drug
Psychose	psychosis
Psychosomatik	psychosomatics
psychosomatisch	psychosomatic
psychotisch	psychotic
Ptosis	ptosis
Puffer	buffer
puffern	to buffer
Pufferung	buffering
pulmonal	pulmonary , pulmonic
Pulmonalklappe	pulmonary valve
Puls	pulse
Pulsdefizit	pulse deficit
pulsieren	to pulsate
pulsierend	pulsatile
pulslos	pulseless
Pulslosigkeit	pulselessness
Pulsoxymetrie	pulse oxymetry
Pumpversagen	pumping failure
punktieren	to puncture , to tap
Punktion	punction , cannulation
Pupille	pupil
Pupillendifferenz	pupillary difference
Pupillenlampe	pupil lamp
Pupillenstarre	pupillary rigidity
Purkinje-Faser	Purkinje's fibre / fiber
Pyelitis	pyelitis
pyrogen	pyrogenic

Q	
Q-Fieber	Q-fever
Quaddel	urtica , wheal
Querfortsatz	transverse process
quergestreift	horizontally striped , striated
Querschnittslähmung	paraplegia
quetschen	to crush , to bruise
Quetschung	crushing , bruise
Quicktest	Quick test
Quincke-Ödem	Quincke's (o)edema

R

Rachen	throat , pharynx
Rachitis	rachitis , rickets
rachitisch	rachitic , ricketic
radial	radial
Radialispuls	radial pulse
radioaktiv	radioactive
Radioaktivität	radioactivity
Radiologe	radiologist
Radiologie	radiology
radiologisch	radiological
Rasselgeräusch	rale
rasseln	to rattle
Rauch(gas)	smoke , fume
rauchen	to smoke
Raumforderung	space-occupation
Rausch	drunkenness , inebriation , ebriety
Rauschgift	drug , dope
Rauschmittel	inebriant
reagieren	to react
Reaktion	reaction
Reanimation	reanimation , resusciation
reanimieren	to reanimate , to resusciate
Rechtsschenkelblock	right bundle-branch block
reflektorisch	reflective
Reflex	reflex
Reflux	reflux , backflow
refraktär	refractory
Refraktärzeit	refractory time
Regelblutung	menstruation , menses
regelmäßig	regular
Regelmäßigkeit	regularity
Regulation	regulation
regulieren	to regulate
Regurgitation	regurgitation
regurgitieren	to regurgitate
Rehabilitation	rehabilitation
rehabilitieren	to rehabilitate
reinigen	to clean(se)
Reinigung	cleaning
reißen	to tear
Reiz	stimulus
Reizbildungssystem	electric conduction system
reizen	to irritate , to stimulate

Reizhusten	dry cough
Reizleitung	stimulus transmission
Reizung	irritation
rektal	rectal
Rektum	rectum
Relaxans	relaxant
relaxieren	to relax
relaxierend	relaxive
renal	renal
Repetition	repetition
Repolarisation	repolarization
repolarisieren	to repolarize
reponieren	to reduce
Reposition	reduction , reposition
Resektion	resection
Reservoir	reservoir
Residualvolumen	residual volume
resistent	resistent
Resistenz	resistance
resorbieren	to absorb
resorbierend	absorptive
Resorption	absorption
Respiration	respiration
respiratorisch	respiratory
respirieren	to respire
Restriktion	restriction
restriktiv	restrictive
Restvolumen	residual volume
Retention	retention
Retina	Netzhaut , Retina
retrospektiv	retrospective
retrosternal	retrosternal
retten	to rescue , to save
Rettung	rescue , extrication
Rettungsassistent	paramedic
Rettungsdienst	emergency medical service
Rettungshubschrauber	rescue helicopter
Rettungskette	emergency medical service chain
Rettungsleitstelle	emergency dispatching centre / center
Rettungsleitstellendisponent	emergency dispatcher
Rettungssanitäter	emergency medical technician
Rettungsschwimmer	lifeguard
Rettungswagen	ambulance
reversibel	reversible

Rezept	prescription
Rezeptor	receptor
rezeptpflichtig	obtainable only by prescription
Rezidiv	relapse
rezidivieren	to relapse
rezidivierend	relapsing
Rhesusfaktor	rhesus factor
Rheuma	rheumatism
rheumatisch	rheumatic
rhythmisch	rhythmic
Rhythmus	rhythm
Rhythmusstörung	dysrhythmia
riechen	to smell
Ringerlaktatlösung	Ringer`s lactate solution
Rippe	rib
Rippenbogen	costal arch
Rippenfell	pleura
Rippenfellentzündung	pleurisy , pleuritis
Rippenserienfraktur	rib serial fracture
Risiko	risk , hazard
Risikofaktor	risk factor
riskant	hazardous
Riß	tear , rupture
Rollentrage	wheeled stretcher
Rollstuhl	wheelchair
röntgen	to x-rax
Röntgenaufnahme	x-ray picture
Röntgendiagnostik	x-ray diagnostics
Röntgenstrahlen	x-rays
Röteln	rubella , German measles
Rötung	reddening
rückbilden	to regress
Rücken	back
Rückenlage	supine position
Rückenmark	spinal cord
Rückenmarkkanal	spinal canal
Rückenschmerzen	sacralia , backache , back pain
Rückfall	relapse
Rückfluß	backflow
Rückwärtsversagen	backward failure
Rufbereitschaft	on call duty
Ruhe	rest
ruhen	to rest
Ruheschmerz	resting pain

ruhigstellen (fixieren)	to fix
ruhigstellen (sedieren)	to calm
Rumpf	trunk

S

sagittal	sagittal
Salbe	ointment , salve
Salmonellen	salmonella(e)
Salpetersäure	nitric acid
Salpingitis	salpingitis
Salve	salvo , volley
Salz	salt
Salzsäure	hydrochloric acid
Sanitäter	emergency medical technician
Sanka	ambulance
Sarkom	sarcoma
sättigen	to satiate , to saturate
Sättigung	satiation , saturation
sauber	clean
Sauberkeit	cleanness
säubern	to clean(se)
sauer	acid
Sauerstoff	oxygen
Sauerstoff-Flasche	oxygen cylinder
sauerstoffarm	oxygenless
Sauerstoffbrille	oxygen spectacles
Sauerstoffmaske	oxygen mask
sauerstoffreich	oxygenic
Sauerstoffsonde	oxygen catheter
Sauerstoffverbrauch	oxygen consumption
Säugling	infant, baby
Säure	sourness , acid(ity)
Säuren-Basen-Gleichgewicht	acid-base-balance
Schädel	skull , cranium
Schädelbasis	skull-base
Schädelhirntrauma	craniocerebral trauma
schädigen	to injure , to harm
Schädigung	damage
schädlich	injurious
Schadstoff	pollutant
Schambein	pubic bone
Scharlach	scarlet fever
Schatten (Röntgen)	shadow , opacity

Schaufeltrage	scoop stretcher
Schaum	foam
Scheide	vagina
Schenkel	leg
Schenkelblock	bundle-branch block
Schere	scissors , shears
Scheuerdesinfektion	scrub disinfection
scheuern	to scrub , to scour
Schienbein	shinbone , tibia
Schiene	splint
schienen	to splint
Schienung	splinting , immobilization
Schießerei	gunfight
Schilddrüse	thyroid gland
schizophren	schizophrenic
Schizophrenie	schizophrenia
Schläfe	temple
schlafen	to sleep
Schlaflosigkeit	sleeplessness
Schlafmittel	sleeping pill , soporific
schläfrig	sleepy , drowsy
Schläfrigkeit	drowsiness
Schlagader	artery
Schlaganfall	cerebral stroke , apoplectic fit
schlagen	to beat
Schlägerei	brawl
Schlauch	tube
Schleim	mucus , phlegm , slime
Schleimhaut	mucous membrane
schleimig	slimy , mucous
schleimlösend (-es Mittel)	mucolytic
Schleudertrauma	whiplash injury
Schleuse	flootgate , sluice
schlucken	to swallow
Schluckreflex	gag reflex
Schlüsselbein	collarbone , clavicle
schmecken	to taste
Schmerz	pain , ache
schmerzen	to pain , to ache , to hurt
schmerzhaft	painful
schmerzlos	indolent , painless
Schmerzmittel	analgesic , anodyne
Schmierinfektion	smear infection
Schnappatmung	gasping for breath

Schneidezahn	incisor
Schnittwunde	cut , gash , laceration
Schnüffelposition	sniffling position
Schnupfen	coryza , cold
Schock	shock
schockig	shockic
Schocklage	Trendelenburg's position
Schocklunge	shock lung(s)
Schockniere	shock kidney
schonen	to spare
Schonung	spare
Schorf	scab , eschar , slough
Schrittmacher	pacemaker , pacer
Schrittmacherbehandlung	pacing
Schrittmacherdefekt	pacemaker defect
Schulter	shoulder
Schulterblatt	scapula , shoulder blade
Schultergelenk	shoulder joint
Schürfwunde	graze , abrasion
Schußverletzung	gunshot wound
Schußwaffe	gun , firearm
Schüttelfrost	shivers , shaking chill
Schutzhandschuh	protective glove
Schutzhelm	protective helmet
Schutzimpfung	protective vaccination
Schutzkleidung	protective clothing
Schutzreflex	protective reflex
schwach	weak
Schwäche	weakness , feebleness , debility
schwanger	pregnant , gravid
Schwangere	pregnant woman
Schwangerschaft	pregnancy , gestion , gravidity
Schwangerschaftsabbruch	(artificial) abortion
Schwangerschaftstest	pregnancy test
Schwefelsäure	sulphuric acid , sulfuric acid
Schweigepflicht	secrecy , professional discretion
Schweiß	sweat
Schweißausbruch	diaphoresis , perspiration
Schwellung	swelling , tumescence , tumefaction
Schwere(grad)	seriousness
schwerhörig	hard of hearing
Schwerhörigkeit	defective hearing
Schwerpunktkrankenhaus	central hospital
Schwindel	dizziness , vertigo

schwindelig	dizzy
schwitzen	to sweat , to perspire
Sedativum	sedative
sedieren	to sedate
sedierend	sedative
Sedierung	sedation
sehen	to see
Sehne	sinew , tendon
Sehnenriß	torn sinew / tendon
Sehnenscheide	tendon sheath
Sehnenscheidenentzündung	tendovaginitis
Sehnenzerrung	pulled tendon / sinew
Sehnerv	optic nerve
Seife	soap
seitengleich	consensual , equal
Seitenlage	lateral recumbent , side position
Sekret(ion)	secretion
Sekretolytikum	secretolytic
sekretolytisch	secretolytic
sekundär	secondary
Selbstmedikation	self-medication
Selbstmord	suicide
Selbstmordversuch	attempted suicide, conamen
senil	senile
Senkung	depression
Sepsis	sepsis
septisch	septic
Septum	septum
serös	serous
Serotonin	serotonin
Serum	serum
Shunt	shunt
Sichtung	triage
Simulant	malingerer
simulieren	to simulate , to malinger
Sinnesorgan	sense organ
Sinusitis	sinusitis
Sinusknoten	sinuatrial node , SA node , sinus node
sistieren	to sistate , to stop
Sistieren	sistation , stop
Situs	situs
Sitzen	sitting
sitzen	to sit
sitzend	sitting

Skalpell	scalpel
Skalpierung	scalp avulsion
Skapula	scapula
Skelett	skeleton
Sklera	sclera
Sklerose	sclerosis
Sklerose (Multiple -)	multiple sclerosis
Skoliose	scoliosis
Skrotum	scrotum
Sodbrennen	heartburn
Sofortmaßnahmen	basic support therapy
somnolent	somnolent
Somnolenz	somnolence
Sonnenbrand	sunburn
Sonnenstich	sunstroke
Sopor	sopor
soporös	soporous
Sozialamt	social welfare office
Sozialhilfe	social welfare
Sozialhilfeempfänger	social welfare receiver
Spannungspneumothorax	tension pneumothorax
Spasmolytikum	spasmolytic , antispasmodic
spasmolytisch	spasmolytic , antispasmodic
Spasmus	spasm
spastisch	spastic
Spatel	spatula , blade
Spätfolgen	late sequelae
Spätstadium	late stage
Speiche	radius
Speichel	spittle , saliva
Speichelfluß	salivation
Speiseröhre	gullet , (o)esophagus
spenden	to donate
spinal	spinal
Spiralfraktur	spiral fracture
Spiritus	spirit
Spitze	tip , top , apex , spike
Splitter	splinter
splittern	to splinter
spontan	spontaneous
Spontanatmung	spontaneous respiration
Sportverletzung	sports injury
Sprachstörung	aphasia
Spray	spray

Sprechstunde	consulting hour
Spritze	syringe
spritzen	to syringe , to inject
Spritzenpumpe	syringe pump
Sprunggelenk	ankle
spülen	to irrigate , to rinse
Spülung	irrigation , lavage
Sputum	sputum
stabil	stable , stabile
Stabile Seitenlage	stable side position
stabilisieren	to stablize
Stabilisierung	stabilization
Stabilität	stability
Stadium	stage
Stadtplan	city map
Star	cataract
Stase	stasis
Station	ward , unit
stationär	stationary
Stationärbehandlung	in-patient treatment
Staubinde	tourniquet
stauen	to dam up
Stauung	congestion
stechen (Nadel)	to prick
Stechen (Schmerz)	stabbing
stechen (Schmerz)	to stab
Steckbecken	bed-pan
Stehen	standing
stehend	standing
steigern	to increase , to rise
Steigerung	increase , rise
Stempel	stamp
Stenokardie	stenocardia
Stenose	stenosis
stenosieren	to stenose
sterben	to die
Sterblichkeit	mortality
steril	sterile
Sterilisation	sterilization
sterilisieren	to sterilize
Sternum	sternum
Stethoskop	stethoscope
Stichverletzung	stab wound
Stickstoff	nitrogene

stillen (Blut)	to stanch the blood
stillen (Brust)	to suckle
Stillstand	arrest , standstill
Stimmapparat	glottis
Stimmband	vocal cord
Stimmritze	rima glottidis , glottis
Stimulans	stimulant
stimulieren	to stimulate
stimulierend	stimulant
Stimulierung	stimulation
Stirn	forehead
Stirnhöhle	frontal sinus
Stirnhöhlenentzündung	frontal sinusitis
Stoffwechsel	metabolism
stöhnen	to groan
Stöhnen	groaning
Stoma	stoma
Stöpsel	plug
Störung	failure,disorder,disturbance,impairment
strahlen	to radiate
Strahlenbehandlung	radiation treatment
Strahlenschutz	radiation protection
Strahlenunfall	radiation accident
Strahlung	radiation
Strangulation	strangulation
strangulieren	to strangle
Straßenatlas	road atlas
strecken	to stretch , to extend
Strecker	tensor
Streckmuskel	extensor muscle
Streckschiene	traction splint
Streptokinase	streptokinase
Stridor	stridor
Strom (elektrischer -)	electric current
Strommarke	electric burn
Stromunfall	electric(al) accident
Struktur	structure
Struma	struma
Strychnin	strychnine
Stuhl	stool
Stuhlgang	def(a)ecation , stool
stumm	mute , dumb
stumm (-er Infarkt)	silent (infarct)
stumpf	blunt

Stumpf	stump
Stupor	stupor
stuporös	stuporous
Sturz	fall
stürzen	to fall
Sturzgeburt	precipitate delivery
subakut	subacute
subdural	subdural
subfebril	subfebrile
subkutan	subcutaneous
Subkutis	subcutis
sublingual	sublingual
Sucht	addiction
süchtig	addicted
suffizient	sufficient
Suffizienz	sufficience
Suizid	suicide
suizidal	suicidal
Suizidversuch	attempted suicide , conamen
Supination	supination
Supinationstrauma	supination trauma
suprapubisch	suprapubic
supraventrikulär	supraventricular
Sympathikolytikum	sympathicolytic
sympathikolytisch	sympathicolytic
Sympathikomimetikum	sympathicomimetic
sympathikomimetisch	sympathicomimetic
Sympathikus	sympathicus , sympathetic nerve
sympathisch	sympathetical
Symptom	symptom
symptomatisch	symptomatic
Synapse	synapse
Synchronisation	synchronization
synchronisieren	to synchronize
Syndrom	syndrome
synkopal	syncopal
Synkope	syncope
Systole	systole
systolisch	systolic

T	
Tablette	tablet , tabule , lozenge
Tachyarrhythmie	tachyarrhythmia

tachykard	tachycardic
Tachykardie	tachycardia
Tachypnoe	tachypn(o)ea
tachypnoisch	tachypneic , tachypnoic
Tampon	tampon
Tamponade	tamponade
Taschenlampe	torch , flashlight
taub (Gefühl)	numb
taub (Gehör)	deaf
Taubheit (Gehör)	deafness , surdity
Taubheitsgefühl	numbness
Taucher	diver
Taucherkrankheit	caisson disease , diver's paralysis
Tauchunfall	diving accident
Tawara-Schenkel	bundle-branch , Tawara's leg
Teerstuhl	mel(a)ena , tarry stool
Telefonist	telephone operator
Telemetrie	telemetry
telemetrisch	telemetric
Temperatur	temperature
temporal	temporal
temporär	temporary
Terbutalin	terbutaline
terminal	terminal
Tetanie	tetany
Tetanus	tetanus
Thalamus	thalmus
Theophyllin	Theophylline
theoretisch	theoretical
Theorie	theory
therapeutisch	therapeutical
Therapie	therapy
therapieresistent	restistent to treatment
Thermometer	thermometer
Thiopental	thiopentale
thorakal	thoracic , thoracal
Thorakotomie	thoracotomy
Thorax	thorax
Thoraxdrainage	thoracic drain(age)
Thoraxschmerz	chest pain
Thrombolyse	thrombolysis
Thrombophlebitis	thrombophlebitis
Thrombose	thrombosis
thrombosieren	to thrombose

Thrombozyt	platelet , thrombocyte
Thrombus	thrombus
Tibia	tibia
Tidalvolumen	tidal volume
Tinktur	tincture
Tod	death , exitus
Tod (biologischer -)	biological death
Tod (klinischer -)	clinical death
Todesangst	fear of death
Todesbescheinigung	death attestation
Todesfeststellung	death establishing
Todeszeichen	sign of death
Todgeburt	stillbirth
tödlich	deadly , mortal
Tokolyse	tocolysis
tokolytisch	tocolytic
Tollkirsche	deadly nightshade
Tollwut	rabies
tonisch	tonic
tonisch-klonisch	tonoclonic
Tonsille	tonsil
Tonsillitis	tonsillitis
Tonus	tone , tonus
Torsion	torsion
tot	dead
Totenfleck	livor mortis , postmortem lividity
Totenstarre	rigor mortis , cadaveric rigidity
Totraum	dead space
Totraumatmung	dead space respiration
Toxämie	tox(a)emia
toxämisch	tox(a)emic
Toxikologe	toxicologist
Toxikologie	toxicology
toxikologisch	toxicological
Toxikose	toxicosis
Toxin	toxin
Toxizität	toxicity
Trachea	trachea
tracheal	tracheal
Tracheotomie	tracheotomy
Trage	stretcher , cot , handbarrow
tragen	to bear
Tramadol	tramadole
Trance	trance

Träne	tear
Tränen	lacrimation
Tränenfluß	flow of tears
Tränenflüssigkeit	lacrimal fluid
Tranquilizer	tranquilizer
transfundieren	to transfuse
Transfusion	transfusion
Transistorische ischäm. Attacke	transient isch(a)emic attack
Transmitter	transmitter
Transplantation	transplantation
transplantieren	to transplant
Transport	transport(ation)
transportfähig	transportable
transportieren	to transport
Transportziel	destination
transversal	transverse
Traubenzucker	glucose , grape sugar
Trauma	trauma
traumatisch	traumatic
traumatisieren	to traumatize
Traumatologe	traumatogist
Traumatologie	traumatology
traumatologisch	traumatological
Tremor	tremor
Trepanation	trepanation
trepanieren	to trepan
Triage	triage
Trifluopromazin	trifluopromazine
Trikuspidalklappe	tricuspid valve
Trokar	trocar
Trommelfell	eardrum , tympanic membrane
Tröpfcheninfektion	droplet infection
Tropfen	drops
Trümmerfraktur	comminuted fracture
Trunkenheit	drunkenness
Tuberkulose	tuberculosis
Tubus	tube
Tumor	tumo(u)r
tupfen	to swab
Tupfer	swab
Turgor	turgor

U

übel	sick , ill
Übelkeit	nausea
überanstrengen	to overexert
Überanstrengung	overexertion
überdosieren	to overdose
Überdosis	overdose
Überdruck	overpressure
Überdruckkammer	hyperbaric cabin
überempfindlich	hypersensitive
Überempfindlichkeit	hypersensitivity
überernährt	overnourished , overfed
Überfunktion	hyperactivity
Übergabe (Patienten-)	delivery
übergeben (erbrechen)	to vomit
übergeben (Patienten -)	to deliver
Übergewicht	overweight
übergewichtig	overweight
Überleben	survival
überleben	to survive
übermäßig	excessive
übertragbar	transmissible
Übertragung	transfer , transmission
überwachen	to watch over
Überwachung	monitoring
Überwässerung	overhydratation
überweisen (Facharzt)	to refer
Überweisung (Facharzt)	referral
Überzucker	hyperglyc(a)emia
Ulna	ulna
Umgehungskreislauf	collateral circulation
unauffällig	inconspicuous , unremarkable
Unfall	accident
unheilbar	incurable
unhygienisch	unsanitary , insanitary
unpäßlich	unwell , indisposed
Unpäßlichkeit	ailment , indisposition
unregelmäßig	irregular
Unregelmäßigkeit	irregularity
Unruhe	unrest , restlessness
unruhig	restless
unschädlich	innocuous
Unterarm	lower arm , forearm
Unterbauch	lower abdomen

Unterdruck	underpressure
unterernährt	undernourished , underfed
Unterernährung	malnutrition , hypoalimentation
Unterfunktion	hypoactivity
Untergewicht	underweight
untergewichtig	underweight
Unterhaut	subcutis
Unterhautfettgewebe	subcutaneous fatty tissue
Unterkiefer	mandible , lower jaw
Unterkiefergelenk	temporomandibular joint
unterkühlen	to cool
Unterkühlung	hypothermia
Unterlappen	lower lobe
Unterschenkel	lower leg
untersuchen	to examine
Untersuchung	examination
Unterzucker	hypoglyc(a)emia
unverdaulich	indigestible
unverdünnt	undiluted
unverletzt	uninjured , unhurt
unverträglich	incompatible
Unverträglichkeit	incompatibility
Urämie	ur(a)emia
urämisch	ur(a)emic
Urapidil	urapidil
Urethritis	urethritis
Urin	urine
Urinflasche	urinal
urinieren	to urinate
Urinieren	urination
Urokinase	urokinase
Urologe	urologist
Urologie	urology
urologisch	urological
Ursache	course , reason
Uterus	uterus

V

Vagina	vagina
vaginal	vaginal
Vagus	vagus , pneumogastric nerve
Vagusreiz	vagus stimulus
Vakuummatratze	vacuum mattress

Varize	varice , varicose vein
Varizenblutung	varicial bleeding
vaskulär	vascular
Vasodilatation	vasodilatation
Vasokonstriktion	vasoconstriction
Vasomotor	vasomotor
Vasopressor	vasopressor
vegetativ	autonomic , vegetative
Vena Cava	venae cavae
Vencuronium	vencuronium
Vene	vein
Venendruck	venous pressure
Venenentzündung	phlebitis
Venenkatheter	venous catheter
Venenklappe	venous valve
Venenpunktion	venipuncture
Venenstauer	tourniquet
Venenstauung	vein congestion
Venole	venule
venös	venous
Ventilation	ventilation
ventilieren	to ventilate
Ventilpneumothorax	valvular pneumothorax
ventral	ventral
Ventrikel	ventricle
ventrikulär	ventricular
verabreichen	to administer
Verabreichung	administration
Verapamil	verapamil
verätzen	to cauterize
Verätzung	acid burn
Verband	bandage , dressing
Verbandskasten	first-aid kit
Verbandsmaterial	dressing material
Verbandsmull	gauze
Verbandsplatz	infirmary
verbessern	to improve
Verbesserung	improvement
verbinden	to bandage , to dress
verbluten	to exsanguinate , to bleed to death
Verbluten	exsanguination
verbreitern	to broaden , to enlarge
Verbreiterung	broadening , enlargement
verbrennen	to burn , to scorch

Verbrennung	burn , combustion
Verbrühung	scald
Verdacht	suspicion
verdauen	to digest
verdaulich	digestible
Verdauung	digestion
Verdauungstrakt	alimentary tract , digestive tract
verdünnen	to dilute , to attenuate
Verdünnung	dilution , attenuation
Verdünnungsmittel	diluent
vereisen	to freeze
Vereisung	freezing
vereitern	to suppurate
Vereiterung	suppuration
verengen	to narrow
Verengung	narrowing , contraction
verfallen	to expire , to decay
Verfallsdatum	expiration date , use-by date
verfrüht	premature
vergewaltigen	to rape
Vergewaltigung	rape
vergiften	to poison
Vergiftung (allgemein)	intoxication
Vergiftung (exogen)	poisoning
verhärten	to harden
Verhärtung	induration , hardening
Verhütungsmittel	contraceptive
verifizieren	to verify
verkalken	to calcify
Verkalkung	calcification
Verkehrsunfall	traffic accident , traffic collision
verknöchern	to ossify
Verknöcherung	ossification , bone formation
verknorpeln	to chondrify
Verknorpelung	chondrification , cartilaginification
verkohlen	to carbonize
Verkohlung	carbonization
verkrampfen	to clench
verkrampft	cramped
verkürzen	to shorten
Verkürzung	shortening
verlangsamen	to decelerate
Verlangsamung	deceleration
Verlauf	course

Verlaufsprotokoll	course record
verlegen (transferieren)	to transfer
verlegen (verschließen)	to obstruct
Verlegung (Transfer)	transfer
Verlegung (Verschluß)	obstruction
verletzen	to hurt , to injure , to traumatize
Verletzung	injury , trauma , lesion
Verlust	loss
vernarben	to cicatrize
Vernarbung	cicatrization
vernebeln	to nebulize
Vernebler	nebulizer
verrenken	to luxate , to strain
Verrenkung	luxation , wrench
Versagen	failure
versagen	to fail
Verschattung (Röntgen)	shadow , opacity
verschlechtern	to get worse , to deteriorate
Verschlechterung	deterioration , depravation
verschleimen	to obstruct with phlegm
Verschluß (Okklusion)	occlusion
verschreiben	to prescribe
verschreibungspflichtig	obtainable only by prescription
verseuchen	to infect , to contaminate
Verseuchung	contamination
versorgen	to provide , to supply
Versorgung	provision , supply
Versorgungsstufe	care level
Verspannung	cramped muscle
verstauchen	to sprain
Verstauchung	sprain
verstopfen	to obstruct
Verstopfung	constipation
vertikal	vertical
verträglich	tolerable , compatible
Verträglichkeit	tolerance , compatibility
verwahrlosen	to go to seed , to neclect
verwahrlost	seedy , neglected
Verwahrlosung	seediness , neglect
verweigern	to refuse
Verweigerung	refusal
Verweilkatheter	permanent catheter , indwelling catheter
verwirrt	confused
Verwirrtheit	confusion

viral	viral
Virus	virus
viskös	viscous
Viskosität	viscosity
viszeral	visceral
vital	vital
Vitalfunktion	vital function
Vitalität	vitality
Vitalkapazität	vital capacity
Völlegefühl	feeling of repletion
Vollnarkose	general narcosis
Volumenersatz	volume replacement
Volumenersatzlösung	volume substitute solution
volumenkontrolliert	volume controlled
volumenunterstützt	volume assisted
vorbeugen	to prevent , to obviate
vorbeugend	preventive
Vorbeugung	prevention
Vorderwand	anterior wall
Vorderwandinfarkt	anterior myocardial infact(ion)
Vorfall	prolapse
Vorgeschichte	anamnesis , medical background
Vorhofflattern	atrial flutter
Vorhofflimmern	atrial fibrillation
Vorlage (Binde)	sanitary towel , napkin
Vorlast	preload
Vormundschaft	guardianship
Vorname	first name
vorne	front(al) , anterior
Vorwärtsversagen	forward failure
Vorwehen	prodromal stage
vulnerabel	vulnerable

W

wach	alert
Wache	station
Wachstation	recovery ward
Wade	calf
Wadenbein	perone , fibula
Waffe	gun , weapon
Wahnvorstellung	delusion
Wange	cheek
Warze	wart , verruca

waschen	to wash
Wasser lassen	to pass water
Wasserhaushalt	water balance
Wasserlassen	urination , micturition
Wasserwacht	water rescue service
Wechseljahre	menopause , climacteric
Wechselstrom	alternating current
Wechselwirkung	synergism
Wehen	labo(u)r pains
Wehenhemmung	tocolysis
weiblich	female
Weichteile	soft tissue
Welle	wave
Wenckebach'sche Periodik	Wenckebach's period
Wespenstich	wasp-sting
Widerstand	resistance
wiederbeleben	to reanimate , to resusciate
Wiederbelebung	reanimation , resuscation
Windel	nappy , diaper
Windpocken	chicken pox , varicella
Wirbel	vertebra
Wirbelkanal	vertebral canal
Wirbelkörper	vertebral body
Wirbelsäule	spine , vertebral column , spinal column
Wirbelsäulenbrett	back board , spine board
Wirbelsäulenkorsett	spinal extrication device
wirken	to act
Wirkstoff	agent, active principle, active substance
Wirkung	effect , action
wirkungslos	inefficient
Wochenbett	childbed
Wohnort	residence
Wolff-Parkinson-White Syndrom	Wolff-Parkinson-White syndrome
Wunde	wound
Wundinfektion	wound infection
Wundstarrkrampf	tetanus
Wundversorgung	wound care
würgen	to retch
Wurzel	root

Z

Zahn	tooth
Zahnarzt	dentist

Zähne	teeth
Zahnfleisch	gingiva
Zahnklinik	dental clinic
Zahnprothese	denture
Zahnschmerzen	toothache
Zange	forceps
Zäpfchen (anatomisch)	uvula
Zäpfchen (Medikament)	suppository
Zecke	tick
Zeckenbiß	tick bite
Zehe	toe
Zehennagel	toenail
Zelle	cell
Zellstoff	wood pulp
Zellwand	cell wall
zentral	central
Zentralisation	centralization
zentralisieren	to centralize
Zentralnervensystem	central nervous system
zerebral	cerebral
zerren	to pull , to strain
Zerrung	strain , sprain
zertrümmern	to crush
Zertrümmerung	crushing
zervikal	cervical
Zervikalkanal	cervical canal
zirkulär	circular
Zirkulation	circulation
zirkulatorisch	circulatory
zirkulieren	to circulate
Zirrhose	cirrhosis
zirrhotisch	cirrhotic
Zittern	twitching,tremor,trepidation,tremblement
zittern	to tremble , to twich
Zoster	zoster
Zucker	sugar
zuckerkrank	diabetic
Zuckerkranker	diabetic
Zuckerkrankheit	diabetes
Zugang	access
Zunge	tongue
Zungenbiß	tongue bite
zurückbilden	to regress
Zustand	state , condition

Zwangseinweisung	committal by compulsion
Zwerchfell	diaphragm , midriff
Zwischenblutung	intermenstrual bleeding
Zwölffingerdarm	duodenum
Zyanose	cyanosis
zyanotisch	cyanosed
Zyste	cyst
Zystitis	cystitis

Teil 2.1

Glossarium für den

Auslandsrückholdienst

Englisch - Deutsch

Themenbereiche:

Auslandsrückholdienst, Flugmedizin,
Flugambulanz, Flugtechnische und
Tropenmedizinische Grundbegriffe,
Formalitäten, Planung, Organisation,
Durchführung, Luftverkehr, etc.

A

abbreviate (to -)	abkürzen
abbreviation	Abkürzung
abroad	ins Ausland , Auslands-...
abroad health insurance	Auslandskrankenversicherung
abroad health insurance certificate	Auslandskrankenschein
abroad repatriation insurance	Auslandsrückholversicherung
abroad repatriation service	Auslandsrückholdienst
accelerate (to -)	beschleunigen
acceleration	Beschleunigung
acceleration energy	Beschleunigungskraft
accommodation office	Zimmernachweis
account (to -)	abrechnen
advance booking / reservation	Vorbestellung
air conditioning (plant)	Klimaanlage
air connection	Flugverbindung
air crew	Flugpersonal
air hole	Luftloch
air hostess	Stewardeß
air humidity	Luftfeuchtigkeit
air jacket	Schwimmweste
air pocket	Luftloch
air traffic	Flugverkehr
air traffic control	Flugsicherung
air traffic controller	Fluglotse
air worthy	flugtauglich
aircraft	Flugzeug
airfield	Rollfeld
airline	Fluggesellschaft
airport	Flughafen
airsickness	Flugkrankheit
airstrip	Landeplatz
aisle	Flugzeuggang
aleppo boil	Aleppobeule
allow (to -)	erlauben , genehmigen
allowance	Erlaubnis , Genehmigung
altitude	(Flug)Höhe
altitude sickness	Höhenkrankheit
ambassador	Botschafter
ambulance plane	Ambulanzflugzeug
am(o)ebas	Amöben
am(o)ebic dysentery	Amöbenruhr
annul (to -)	annullieren
anopheles midge	Anopheles-Mücke

approach	Anflug
approval	Genehmigung
area code	Vorwahltelefonnummer
arrival	Ankunft
arrive (to -)	ankommen , anreisen
atlas	Atlas
atmospheric pressure	Atmosphärischer Druck , Luftdruck
axial rotation	Achsendrehung
axis	Achse

B

back (of the plane)	Heck
baggage	Gepäck
baggage allowance	Freigepäck
baggage deposit	Gepackaufbewahrung
baggage distribution	Gepäckausgabe
baggage tracing	Gepäckermittlung
bedbug	Wanze
bilharziosis	Bilharziose
bill	Rechnung
board	Bord
boarding pass	Bordkarte
boarding time	Einsteigezeit
boarding-house	Pension
boil	Furunkel
boil (to -)	(ab)kochen
book (to -)	buchen, reservieren, bestellen
booking	Buchung, Reservierung, Bestellung
breakbone fever	Dengue-Fieber
brucellosis	Brucellose
bug	Wanze
bulky luggage / baggage	Sperrgepäck
bumping	Bocken (Flugzeug)

C

cab	Taxi
cabin	Kabine
cabin pressure altitude	Kabinendruckhöhe
calculator	Taschenrechner
cancel (to -)	absagen , stornieren , annullieren
cancellation	Absage , Stornierung , Annullierung
candida	Pilz , Candida

captain	(Flug)Kapitän
cargo	Fracht
carrier	Fluggesellschaft
carry out (to -)	durchführen
cash	bar , Bargeld
Chagas disease	Chagas-Krankheit
chance of course	Kursänderung
chancre	Schanker
change	(Geld)Wechsel
change in climate	Klimawechsel
change plane (to -)	umsteigen
change the reservation (to -)	umbuchen
chanroid	Weicher Schanker
charge	Gebühr
charter (to -)	chartern
chartered plane	Chartermaschine
check	Scheck , Rechnung (amerikanisch)
check in (to -)	einchecken , abfertigen
check out (to -)	auschecken
check-in	Einchecken , Abfertigung
check-out	Auschecken
cheque	Scheck
chlamydies	Chlamydien
cholera	Cholera
citizen	Staatsbürger
clap	Tripper
clear (to -)	abklären , abfertigen , bestätigen
clearance	Abklärung,Abfertigung,Bestätigung
climate	Klima
climatic	klimatisch
cockpit	Cockpit
code-share flight	Kooperationslinienflug
compass	Kompaß
compulsory vaccination	Pflichtimpfung
confirm (to -)	bestätigen
confirmation	Bestätigung
connect with (to -)	verbinden (Telefon, etc.)
connecting flight	Anschlußflug
connection	Verbindung
consul	Konsul
consulate	Konsulat
continent	Kontinent
continental	kontinental
coordinate	Koordinate

copilot	Copilot
cost(s)	Kosten
counter	Abfertigungsschalter
coverage	Kostendeckung
coverage expulsion	Leistungsausschluß
crab louse	Filzlaus
crash landing	Bruchlandung
credit card	Kreditkarte
crew	Besatzung
crosswind	Seitenwind
currency	Währung
customs declaration	Zollerklärung
customs duty	Zoll
customs examination	Zollkontrolle
customs investigation	Zollfahndung
customs office	Zollamt
customs officer	Zollbeamter
customs regulation	Zollbestimmung

D

dartre	Herpes
date line	Datumsgrenze
declaration	Zollerklärung , Deklaration
declare (to -)	verzollen , deklarieren
decoct (to -)	abkochen
decoction	Abkochung
decoding	Zeichenerklärung
decrease in pressure	Druckerniedrigung
degree of latitude	Breitengrad
degree of longitude	Längengrad
delay	Verspätung
delay (to -)	verspäten
Dengue fever	Dengue-Fieber
depart (to -)	abfliegen
departure	Abflug , Ausreise , Abreise
departure area	Abflughalle
deposit	Anzahlung
deposit (to -)	anzahlen
desk	Abfertigungsschalter
destination	Ziel
developing country	Entwicklungsland
dial (to -)	Telefonnummer wählen
dial(l)ing-in code	Vorwahltelefonnummer

diarrh(o)ea	Diarrhoe , Durchfall
dictionary	Wörterbuch
dietary food	Diätkost
disembark (to -)	aussteigen (lassen) , ausladen
disembarkation	Ausladen
doctor´s talk	Arzt-Arzt-Gespräch
domestic flight	Inlandsflug
drinking water	Trinkwasser
drop in pressure (sudden)	Druckabfall (plötzlich)
drop in pressure disease	Druckfallkrankheit
dutiable	zollpflichtig
duty vaccination	Pflichtimpfung
duty-free	zollfrei
dysentery	Ruhr

E

east	Osten
eastern	östlich
elephantiasis	Elephantiasis
embassy	Botschaft
emergency	Notfall
emergency exit	Notausgang
engine	Triebwerk
enter (to -)	einreisen , eintreten
entry	Einreise , Eintritt
epidemic	Epidemie , epidemisch
equator	Äquator
eustachian tube	Eustachische Röhre
exception approval	Ausnahmegenehmigung
excess luggage	Übergepäck
exchange rate	Umrechnungskurs
expenses	Spesen , Ausgaben , Kosten
export (to -)	ausführen , exportieren
export(ation)	Ausfuhr , Export

F

fare	Fahrpreis
fasten the seat belt (to -)	anschnallen
fax	(Tele)Fax
fax (to -)	(tele)faxen
fee	Gebühr , Taxe
fever	Fieber

filariasis	Filariasis
filaries	Filarien
filariosis	Filariose
fitness report	(Flug)Tauglichkeitsbestätigung
flea	Floh
flight	Flug
flight ambulance	Flugambulanz
flight anxiety	Flugangst
flight attendant	Flugbegleiter
flight crew	Flugpersonal
flight fitness	Flugtauglichkeit
flight fitness report	Flugtauglichkeitsbestätigung
flight number	Flugnummer
flight nurse	Flugkrankenschwester , -pfleger
flight physician	Flugarzt
flight profile	Flugprofil
flight record	Flugprotokoll
flight-log	Flugprotokoll
fly (to -)	fliegen
flying speed	Fluggeschwindigkeit
flying time	Flugdauer
forbid (to -)	verbieten
forced landing	Notlandung
foreign exchanges	Devisen
form	Formular
formality	Formalität
fuel	Treibstoff
full board and lodging	Vollpension
fungal infection	Pilzerkrankung
fungus	Pilz
furuncle	Furunkel

G

gamma globulin	Gammaglobulin
gas expansion	Gasausdehnung
gate	Flugsteig
get aboard (to -)	einsteigen
get off (to -)	aussteigen
get on (to -)	einsteigen
get-off	Aussteigen
giardia	Lamblien
gonorrh(o)ea	Gonorrhöe
ground crew	Bodenpersonal

guide	Fremdenführer
guide (to -)	führen , lotsen

H
half-board	Halbpension
hatch	Luke
head wind	Gegenwind
health resort tax	Kurtaxe
helicopter	Hubschrauber
helminthiasis	Wurmbefall
hepatitis	Hepatitis
herpes	Herpes
hookworm	Hakenwurm
hotel	Hotel

I
identity card	Personalausweis
immunization	Impfung , Immunisierung
immunize (to -)	impfen , immunisieren
import (to -)	einführen , importieren
import(ation)	Einfuhr , Import
increase in pressure	Druckanstieg
inoculate (to -)	inokulieren , impfen
inoculation	Inokulation , Impfung
insurance	Versicherung
insure (to -)	versichern
insured (person)	Versicherter
insurer	Versicherer
intercontinental	interkontinental
intermittent fever	Wechselfieber
internal flight	Inlandsflug
international	international
international flight	Auslandsflug
interpret (to -)	dolmetschen
interpreter	Dolmetscher
itinerary	Reiseroute , Reiseführer
itinerate (to -)	reisen

J
jellyfish	Qualle
jet engine	Düsentriebwerk

jet lag	Zeitanpassungsprobleme
jet plane	Düsenflugzeug
journey	Reise
journey there	Hinflug , Anreise

K

kinetosis	Flugkrankheit

L

lamblies	Lamblien
land (to -)	landen
landing	Landung
landing approach	Landeanflug
landing clearance	Landegenehmigung
landing strip	Landepiste
language	Sprache
larva	Larve
late (to be -)	verspäten
leave (to -)	abreisen
left luggage	Gepäckaufbewahrung
leishmanies	Leishmanien
leishmaniosis	Leishmaniose
leper	Leprakranker
leprosy	Lepra , Aussatz
liable to duty	zollpflichtig
lice	Läuse
life vest	Schwimmweste
limitation	Beschränkung , Einschränkung
load (to -)	einladen
loading	Einladen
local time	Ortszeit
long-distance flight	Langstreckenflug
long-haul flight	Langstreckenflug
louse	Laus
lues	Lues , Syphilis
luggage	Gepäck
luggage allowance	Freigepäck
luggage deposit	Gepäckaufbewahrung
luggage distribution	Gepäckausgabe
luggage tracing	Gepäckermittlung

M

malaria	Malaria
map	Straßenkarte , Landkarte
medical flight attendant	Medizinischer Flugbegleiter
medinaworm	Medinawurm
midge	Mücke
mite	Milbe
mosquito	Mücke , Moskito
mosquito net	Moskitonetz
myiasis	Myiasis

N

national	national
nationality	Nationalität , Staatsbürgerschaft
nematodes	Fadenwürmer
nonstop	nonstop
north	Norden
northern	nördlich
nose (of the plane)	Bug

O

onchocerosis	Onchozerose
order	Bestellung
order (to -)	bestellen
oscillation	Schwingung , Vibration
overflight approval	Überfluggenehmigung
overpressure	Überdruck
oxygen mask	Sauerstoffmaske

P

paludism	Sumpffieber , Paludisue
parasite	Parasit
paratyphoid fever	Paratyphus
pass	Passierschein
passenger	Passagier
passport	Reisepaß
passport control	Paßkontrolle
pelagism	Seekrankheit
permission	Erlaubnis , Genehmigung
permit	Erlaubnis , Genehmigung
phone	Telefon

phone (to -)	telefonieren
pilot	Pilot
plague	Pest
plane	Flugzeug
plasmodies	Plasmodien
poisonous snake	Giftschlange
poliomyelitis	Poliomyelitis , Kinderlähmung
potable water	Trinkwasser
power unit	Triebwerk
precondition	Vorgabe
pressure compensation	Druckausgleich
pressurized cabin	Druckkabine
prick	Stachel
prohibit (to -)	verbieten
prohibition	Verbot
promise	Zusage
promise (to -)	zusagen
propeller engine	Propellermaschine
punctual	pünktlich
purser	Chef-Steward(ess)

R

raising flight	Steigflug
rate	Wechselkurs , Gebühr , Frequenz
realization	Durchführung
realize (to -)	durchführen
receipt	Quittung
reception	Rezeption
regular service	Linienflugdienst
regulation	Bestimmung
relapsing fever	Rückfallfieber
repatriate (to -)	repatriieren , rückholen
repatriation	Repatriierung
repatriation flight	Repatriierungsflug
reservation	Buchung , Reservierung
reservation state	Buchungsstatus
reserve (to -)	reservieren , buchen , (vor)bestellen
restriction	Beschränkung , Einschränkung
resynchronization	Resynchronisation
resynchronize (to -)	resynchronisieren
retardation	Verspätung , Verzögerung
return flight	Rückflug
reversal	Stornierung

reverse (to -)	annullieren , stornieren
rickettiosis	Rickettiose
roar	Fluglärm
rotor	Rotor
roundworm	Spulwurm
route	Route , Flugstrecke
runway	Rollfeld

S

salmonella(e)	Salmonellen
salmonellosis	Salmonellose
sandflea	Sandfloh
sandfly	Sandfliege
scabies	Skabies , Krätze
scale of charges	Tarif
scheduled flight	Linienflug
scheduled plane	Linienmaschine
scorpion	Skorpion
scurvy	Skorbut
sea level	Meereshöhe
sea urchin	Seeigel
seasick	seekrank
seasickness	Seekrankheit
seat	Sitzplatz
seat belt	Gurt
seat rest	Sitzlehne
security regulation	Sicherheitsbestimmung
settle (to -)	abwickeln
settlement	Abwicklung
settlement of expences/accounts	Spesenabrechnung
short-distance flight	Kurzstreckenflug
short-haul flight	Kurzstreckenflug
side wind	Seitenwind
sinking flight	Sinkflug
sleeping sickness	Schlafkrankheit
slide	Notrutsche
smallpox	Pocken , Blattern
snake	Schlange
south	Süden
southern	südlich
speed	Geschwindigkeit
spider	Spinne
spin (to -)	trudeln , drehen

start	Start , Abflug
stay	Aufenthalt
steward	Steward
stewardess	Stewardeß
stopover	Zwischenlandung
sultry	schwül
sun allergy	Sonnenallergie
sunburn	Sonnenbrand
syphilis	Syphilis

T

tail wind	Rückenwind
take off (to -)	abfliegen
takeoff	Abflug , Start
taking over the cost(s)	Kostenübernahme
tapeworm	Bandwurm
tax	Steuer , Gebühr
taxi	Taxi
telefax	Telefax
telefax (to -)	telefaxen
telephone	Telefon
telephone (to -)	telefonieren
throttle (to -)	drosseln
throttling	Drosselung
ticket	(Flug)Karte
time difference	Zeitunterschied
time postponement	Zeitverschiebung
time zone	Zeitzone
timetable	Flugplan
tip	Trinkgeld
touchdown	Landung
toxic bite	Giftbiß
toxocarosis	Toxocarose
tracheoma	Tracheom
transfer support	Umsteigehilfe
transit	Durchreise
transit area	Transitbereich
transit country	Durchgangsland
translate (to -)	übersetzen
translation	Übersetzung
translator	Übersetzer
travel	Reise
travel (to -)	(an)reisen

travel agency	Reisebüro
travel courier	Reiseleiter
travel direction	Reiseleitung
travel disease	Reisekrankheit
travel ducuments	Reiseunterlagen
travel first-aid kit	Reiseapotheke
travel guide	Reiseführer
travel operator	Reiseveranstalter
travel(l)er	Reisender
travel(l)ing expences	Reisekosten
treatment expenses	Behandlungskosten
trichomonades	Trichomonaden
trip	(Kurz)Reise
trolley	Gepäckwagen
tropical	tropisch
tropical disease	Tropenkrankheit
tropical medicine	Tropenmedizin
tropical ulcer	Tropengeschwür
tropicalized	tropenfest
tropics	Tropen
trypanosomes	Trypanosomen
tse-tse-fly	Tse-Tse-Fliege
turbolence	Turbolenz
turbolent	turbolent
turboprop engine	Turbo-Prop-Maschine
typhoid	typhös
typhus fever	(Fleck-)Typhus , Fleckfieber

U

underpressure	Unterdruck
unload (to -)	ausladen , entladen
unloading	Ausladen , Entladen
unpunctual	unpünktlich

V

vaccinate (to -)	impfen
vaccination	Impfung
vaccination card	Impfausweis
vaccination regulations	Impfvorschriften
valsalva manoeuvre / maneuver	Valsalva-Manöver
variola	Pocken
velocity	Geschwindigkeit

venomous	giftig
vermicide	Wurmmittel
vermifuge	Wurmmittel
verminosis	Wurmbefall
vibrate (to -)	vibrieren , schwingen
vibration	Vibration , Schwingung
visa	Sichtvermerk , Visum
vomiting bag	Brechbeutel

W

waiting list	Warteliste
waiting period	Wartezeit
weather forecast	Wettervorhersage
west	Westen
western	westlich
whipworm	Peitschenwurm
window blint	Fensterblende
windsock	Windsack
withdraw (to -)	zurücktreten
withdrawal	Rücktritt
worm	Wurm

Y

yellow fever	Gelbfieber

Teil 2.2

Glossarium für den

Auslandsrückholdienst

Deutsch - Englisch

Themenbereiche:

Auslandsrückholdienst, Flugmedizin,
Flugambulanz, Flugtechnische und
Tropenmedizinische Grundbegriffe,
Formalitäten, Planung, Organisation,
Durchführung, Luftverkehr, etc.

A

abfertigen	to check in , to clear
Abfertigung	check-in , clearance
Abfertigungsschalter	check-in counter / desk
abfliegen	to depart , to take off
Abflug	departure , takeoff , start
Abflughalle	departure area
abklären	to clear
Abklärung	clearance
abkochen	to decoct , to boil
Abkochung	decoctation
abkürzen	to abbreviate
Abkürzung	abbreviation
abrechnen	to account
Abrechnung	settlement of accounts
Abreise	departure
abreisen	to leave , to depart
Absage	cancellation
absagen	to cancel
abwickeln	to settle
Abwicklung	settlement
Achse	axis
Achsendrehung	axial rotation
Aleppobeule	aleppo boil
Ambulanzflugzeug	ambulance plane
Amöben	am(o)ebas
Amöbenruhr	am(o)ebic dysentery
Anflug	approach
ankommen	to arrive
Ankunft	arrival
annullieren	to cancel , to annul
Annullierung	cancellation , reversal
Anopheles-Mücke	anopheles midge
Anreise	journey there
anreisen	to travel , to arrive
Anschlußflug	connecting flight
anschnallen	to fasten the seat belt
anzahlen	to deposit
Anzahlung	deposit
Äquator	equator
Arzt-Arzt-Gespräch	doctor´s talk
Atlas	atlas
Atmosphärischer Druck	atmospheric pressure
Aufenthalt	stay

auschecken	to check out
Auschecken	check-out
Ausfuhr	export(ation)
ausführen	to export
Ausgaben	expences
ausladen	to disembark , to unload
Ausladen	disembarkation , unloading
Auslands-...	abroad
Auslandsflug	international flight
Auslandskrankenschein	abroad health insurance certificate
Auslandskrankenversicherung	abroad health insurance
Auslandsrückholdienst	abroad repatriation service
Auslandsrückholversicherung	abroad repatriation insurance
Ausnahmegenehmigung	exception approval
Ausreise	departure
ausreisen	to depart , to leave the country
Aussatz	leprosy
aussteigen	to get off
Aussteigen	get-off
aussteigen lassen	to disembark

B	
Bandwurm	tapeworm
bar	cash
Bargeld	cash
Behandlungskosten	treatment expenses
Besatzung	crew
beschleunigen	to accelerate
Beschleunigung	acceleration
Beschleunigungskraft	acceleration energy
Beschränkung	limitation , restriction
bestätigen	to confirm
Bestätigung	confirmation
bestellen	to order, to book, to reserve
Bestellung	order, booking, reservation
Bestimmung	regulation
Bilharziose	bilharziosis
Blattern	smallpox
Bocken (Flugzeug)	bumping
Bodenpersonal	ground crew
Bord	board
Bordkarte	boarding pass
Botschaft	embassy

Botschafter	ambassador
Brechbeutel	vomiting bag
Breitengrad	degree of latitude
Brucellose	brucellosis
Bruchlandung	crash landing
buchen	to book , to reserve
Buchung	booking , reservation
Buchungsstatus	reservation state
Bug	nose (of the plane)

C

Chagas-Krankheit	Chagas disease
Chartermaschine	chartered plane
chartern	to charter
Chef-Steward(ess)	purser
Chlamydien	chlamydies
Cholera	cholera
Cockpit	cockpit
Copilot	copilot

D

Datumsgrenze	date line
Deklaration	declaration
deklarieren	to declare
Dengue-Fieber	Dengue fever , breakbone fever
Devisen	foreign exchanges
Diarrhoe	diarrh(o)ea
Diätkost	dietary food
dolmetschen	to interpret
Dolmetscher	interpreter
drosseln	to throttle
Drosselung	throttling
Druckabfall (plötzlicher -)	drop in pressure (sudden -)
Druckanstieg	increase in pressure
Druckausgleich	pressure compensation
Druckerniedrigung	decrease in pressure
Druckfallkrankheit	drop in pressure disease
Druckkabine	pressurized cabin
Durchfall	diarrh(o)ea
durchfliegen	to fly through , to fly nonstop
durchführen	to carry out , to realize
Durchführung	realization

Durchgangsland	transit country
Durchreise	transit
Düsenflugzeug	jet plane
Düsentriebwerk	jet engine

E

einchecken	to check in
Einchecken	check-in
Einfuhr	import(ation)
einführen	to import
einladen	to load
Einladen	loading
Einreise	entry
einreisen	to enter
einsteigen	to get on , to get aboard
Einsteigezeit	boarding time
Elephantiasis	elephantiasis
Entwicklungsland	developing country
Epidemie	epidemic
epidemisch	epidemic
erlauben	to allow
Erlaubnis	permit , permission , allowance
Eustachische Röhre	eustachian tube
Export	export(ation)
exportieren	to export

F

Fadenwürmer	nematodes
Fahrpreis	fare , rate
Fax	(tele)fax
faxen	to (tele)fax , to send a fax
Fensterblende	window blind
Fensterplatz	window seat
Fieber	fever
Filariasis	filariasis
Filarien	filaries
Filariose	filariosis
Filzlaus	crab louse
Flecktyphus (Fleckfieber)	typhus fever
fliegen	to fly
Floh	flea
Flug	flight

Flugambulanz	flight ambulance
Flugangst	flight anxiety
Flugarzt	flight physician
Flugbegleiter	flight attendant
Flugdauer	flying time
Fluggeschwindigkeit	flying speed
Fluggesellschaft	airline , carrier
Flughafen	airport
Flughöhe	flying altitude
Flugkapitän	(flight) captain
Flugkarte	(flight) ticket
Flugkrankenschwester	flight nurse
Flugkrankheit	airsickness , kinetosis
Fluglärm	flight roar
Fluglotse	air traffic controller
Flugnummer	flight number
Flugpersonal	air crew , flight crew
Flugplan	timetable
Flugprofil	flight profile
Flugprotokoll	flight-log , flight record
Flugsicherung	air traffic control
Flugsteig	gate
Flugstrecke	route
flugtauglich	fit to fly , air worthy
Flugtauglichkeit	flight fitness
Flugtauglichkeitsbestätigung	flight fitness report
Flugverbindung	air connection
Flugverkehr	air traffic
Flugzeug	plane , aircraft
Formalität	formality
Formular	form
Fracht	cargo
Freigepäck	luggage allowance
Fremdenführer	travel guide
Furunkel	furuncle , boil

G

Gammaglobulin	gamma globulin
Gang (Flugzeug)	aisle
Gasausdehnung	gas expansion
Gebühr	charge , fee , rate
Gegenwind	head wind
Gelbfieber	yellow fever

Geldwechsel	change (money)
genehmigen	to approve , to permit , to allow
Genehmigung	approval , permit , permission
Gepäck	luggage , baggage
Gepäckaufbewahrung	left luggage , luggage deposit
Gepäckausgabe	luggage distribution
Gepäckermittlung	luggage tracing
Gepäckwagen	trolley
Geschwindigkeit	velocity , speed
Giftbiß	toxic bite
giftig	toxic , venomous
Giftschlange	poisonous snake
Giftspinne	poisonous spider
Gifttier	poisonous animal
Gonorrhöe	gonorrh(o)ea
Gurt	seat belt

H

Hakenwurm	hookworm
Halbpension	half-board
Heck	back (of the plane)
Hepatitis	hepatitis
Herpes	herpes , dartre
Hinflug	journey there
Höhenkrankheit	altitude sickness
Hotel	hotel
Hubschrauber	helicopter

I

impfen	to vaccinate , to inoculate, to immunize
Impfpaß	vaccination card
Impfvorschrift	vaccination regulation
Import	import(ation)
importieren	to import
Inlandsflug	domestic flight, internal flight
interkontinental	intercontinental
Interkontinentalflug	intercontinental flight
international	international

K

Kabine	cabin

Kabinendruckhöhe	cabin pressure altitude
Kinderlähmung	poliomyelitis
Kinetose	kinetosis
Klima	climate
Klimaanlage	air conditioning (plant)
klimatisch	climatic
Klimawechsel	change in climate
Kompaß	compass
Konsul	consul
Konsulat	consulate
Kontinent	continent
kontinental	continental
Kooperationslinienflug	code-share flight
Koordinate	coordinate
Kosten	expences, cost(s)
Kostendeckung	coverage
Kostenübernahme	taking over the cost(s)
Krätze	scabies
Kreditkarte	credit card
Kurs (Devisen)	exchange rate
Kurs (Richtung)	course , direction
Kursänderung	change of course
Kurtaxe	health resort tax
Kurzstreckenflug	short-haul flight , short-distance flight

L

Lamblien	giardia , lamblies
Landeanflug	landing approach
Landegenehmigung	permission to land , landing clearance
landen	to land
Landepiste	landing strip , airstrip
Landkarte	map
Landung	landing , touchdown
Längengrad	degree of longitude
Langstreckenflug	long-haul flight , long-distance flight
Larve	larva
Laus	louse
Läuse	lice
Leishmanien	leishmanies
Leishmaniose	leishmaniosis
Leistungsausschluß	coverage expulsion
Lepra	leprosy
Leprakranker	leper

Linienflug	scheduled flight
Linienflugdienst	regular service
Linienmaschine	scheduled plane
lotsen	to guide
Lues	lues , syphilis
Luftdruck	atmospheric pressure
Luftfeuchtigkeit	air humidity
Luftloch	air hole , air pocket
Luke	hatch

M

Malaria	malaria
Medinawurm	medinaworm
Medizinischer Flugbegleiter	medical flight attendant
Meereshöhe	sea level
Milbe	mite
Moskito	mosquito
Moskitonetz	mosquito net
Mücke	mosquito , midge
Myiasis	myiasis

N

national	national
Nationalität	nationality
nonstop	nonstop
Norden	north
nördlich	northern
Notausgang	emergency exit
Notfall	emergency
Notlandung	forced landing
Notrutsche	emergency slide

O

Onchozerose	onchocerosis
Ortszeit	local time
Osten	east
östlich	eastern

P

Paludisue	paludism

Parasit	parasite
Paratyphus	paratyphoid fever
Paß	passport
Passagier	passenger
Passierschein	pass , permit
Paßkontrolle	passport control
Peitschenwurm	whipworm
Pension	boarding-house
Personalausweis	identity card
Pest	plague
Pflichtimpfung	compulsory vaccination,duty vaccination
Pilot	pilot
Pilz	fungus , candida
Pilzerkrankung	fungal infection
Plasmodien	plasmodies
Pocken	smallpox , variola
Poliomyelitis	poliomyelitis
Propellermaschine	propeller engine
pünktlich	punctual , on time

Q
Qualle	jellyfish
Quittung	receipt

R
Rechnung	bill
Reise	journey , travel , trip
Reiseapotheke	travel first-aid kit
Reisebüro	travel agency
Reiseführer	travel guide , itinerary
Reisekosten	travel(l)ing expences
Reisekrankheit	travel disease
Reiseleiter	travel courier
Reiseleitung	travel direction
reisen	to travel , to itinerate
Reisender	travel(l)er
Reisepaß	passport
Reiseunterlagen	travel ducuments
Reiseveranstalter	travel operator
Reiseweg	route , itinerary
repatriieren	to repatriate
Repatriierung	repatriation

reservieren	to reserve
Reservierung	reservation
Resynchronisation	resynchronization
resynchronisieren	to resynchronize
Rezeption	reception
Rickettiose	rickettiosis
Rollfeld	airfield , runway
Rotor	rotor
Route	route , itinerary
Rückenwind	tail wind
Rückfallfieber	relapsing fever
Rückflug	return flight
rückholen	to repatriate
Rückholversicherung	repatriating insurance
Rücktritt	withdrawal
Ruhr	dysentery

S	
Salmonellen	salmonella(e)
Salmonellose	salmonellosis
Sandfliege	sandfly
Sandfloh	sandflea
Sauerstoffmaske	oxygen mask
Schanker	chancre
Scheck	cheque , check
Schlafkrankheit	sleeping sickness
Schlange	snake
Schwimmweste	life vest , air jacket
schwül	sultry
Seeigel	sea urchin
seekrank	seasick
Seekrankheit	pelagism , seasickness
Seitenwind	side wind , crosswind
Sicherheitsbestimmung	security regulation
Sichtvermerk	visa
Sinkflug	sinking flight
Sitzlehne	seat rest
Sitzplatz	seat
Skabies	scabies
Skorbut	scurvy
Skorpion	scorpion
Sonnenallergie	sun allergy
Sonnenbrand	sunburn

Sperrgepäck	bulky luggage
Spesen	expences
Spesenabrechnung	settlement of expenses
Spinne	spider
Sprache	language
Spulwurm	roundworm
Staatsbürger	citizen
Staatsbürgerschaft	nationalität
Stachel	prick
Start	takeoff , start
Steigflug	raising flight
Steuer (Gebühr)	tax
Steward	steward
Stewardeß	stewardess , air hostess
stornieren	to reverse , to cancel
Stornierung	cancellation , reversal
Straßenkarte	map
Süden	south
südlich	southern
Sumpffieber	paludism
Syphilis	syphilis

T

Tarif	scale of charges
Taschenrechner	calculator
Taxe (Gebühr)	fee , tax , rate
Taxi	taxi , cab
Telefax	(tele)fax
telefaxen	to (tele)fax , to send a fax
Telefon	(tele)phone
telefonieren	to (tele)phone
Toxocarose	toxocarosis
Trachom	trachoma
Transitbereich	transit area
Treibstoff	fuel
Trichomonaden	trichomonades
Triebwerk	power unit , engine
Trinkgeld	tip
Trinkwasser	potable water , drinking water
Tripper	gonorrh(o)ea , clap
Tropen	tropics
tropenfest	tropicalized
Tropengeschwür	tropical ulcer

Tropenkrankheit	tropical disease
Tropenmedizin	tropical medicine
tropisch	tropical
Trudeln	spin
trudeln	to spin
Trypanosomen	trypanosomes
Turbo-Prop-Maschine	turboprop engine
turbolent	turbolent
Turbolenz	turbolence
typhös	typhoid
Typhus	typhus fever

U

Überdruck	overpressure
Überfluggenehmigung	overflight approval
Übergepäck	excess luggage
übersetzen	to translate
Übersetzer	translator
Übersetzung	translation
umbuchen	to chance the reservation / booking
Umrechnungskurs	exchange rate
Umsteigehilfe	transfer support
umsteigen	to change (the plane)
unpünktlich	unpunctual
Unterdruck	underpressure

V

Valsalva-Manöver	valsalva manoeuvre / maneuver
verbieten	to forbid , to prohibit
verbinden (Telefon, etc.)	to connect with
Verbindung	connection
Verbot	prohibition
Versicherer	insurer
versichern	to insure
Versicherter	insured (person)
Versicherung	insurance
verspäten	to be late , to delay
Verspätung	delay , retardation
verzollen	to declare
Vibrationen	vibrations , oscillations
vibrieren	to vibrate
Visum	visa

Vollpension	full board and lodging
vorbestellen	to reserve
Vorbestellung	advance booking / reservation
Vorgabe	precondition
Vorwahltelefonnummer	dial(l)ing-in code , area code

W

wählen (Telefon)	to dial
Währung	currency
Wanze	(bed)bug
Warteliste	waiting list
Wartezeit	waiting period
Wechselfieber	intermittent fever
Wechselkurs	exchange rate
Weicher Schanker	chanroid
Westen	west
westlich	western
Wettervorhersage	weather forecast
Windsack	windsock
Wörterbuch	dictionary
Wurm	worm
Wurmbefall	verminosis , helminthiasis
Wurmmittel	vermifuge , vermicide

Z

Zeichenerklärung	decoding
Zeitanpassungsprobleme	jet lag
Zeitunterschied	time difference
Zeitverschiebung	time postponement
Zeitzone	time zone
Ziel	destination
Zimmernachweis	accommodation office
Zoll	customs duty
Zollamt	customs office
Zollbeamter	customs officer
Zollbestimmung	customs regulation
Zollerklärung	customs declaration
Zollfahndung	customs investigation
zollfrei	duty-free
Zollkontrolle	customs examination
zollpflichtig	dutiable , liable to duty
zurücktreten	to withdraw from

Zusage	promise
zusagen	to promise
Zwischenlandung	stopover

Teil 3

Anhang

3.1 Amerikanische Rechtschreibung

3.2 Temperaturumrechnung (°C und °F)

3.3 Angelsächsische Maße u. Gewichte

3.4 Internationale Buchstabiertabellen

3.5 Globale Zeitzonentabelle

3.6 Weltweite Vorwahlnummern (D)

3.7 Weltweite Vorwahlnummern (A)

3.8 Weltweite Vorwahlnummern (CH)

Hinweise zur amerikanischen Rechtschreibung

Das amerikanische Englisch unterscheidet sich vom britischen Englisch in der Rechtschreibung hauptsächlich in den nachfolgenden Punkten:

Bei den Vokalkombinationen **ae** und **oe** wird in der Regel der erste Buchstabe weggelassen. Es bleibt also nur noch das **e** stehen.
Beispiel : orthopn**oe**a (brit.) - orthopn**e**a (amerik.)

Die Buchstabenkombination **-our** wird verkürzt zu **-or**.
Beispiel : tum**our** (brit.) - tum**or** (amerik.)

Die Endung **-re** wird umgewandelt in **-er** .
Beispiel : met**re** (brit.) - met**er** (amerik.)

Die Endung **-ce** <u>kann</u> mit **-se** ersetzt werden.
Beispiel : differen**ce** (brit.) - differen**se** (amerik.)

Auf ein stummes **-e** am Wortende wird oft verzichtet.
Beispiel : good-by**e** (brit.) - good-by_ (amerik.)

stumme Endsilben mit französischen Ursprung werden meist weggelassen.
Beispiel : catalo**gue** (brit.) - catalog__ (amerik.)

Bei Verben, die auf **-l** und in einigen Fällen auch auf **-p** enden, werden bei den meisten Ableitungen auf die Verdoppelung der Endkonsonanten verzichtet.
Beispiel : trave**ll**er (brit.) - trave**l**er (amerik.)

Im amerikanischen Englisch muß man davon ausgehen, daß im Gegensatz zum britischen Englisch viele Wörter ohne feste Regeln verkürzt oder geringfügig verändert werden.

In diesem Buch werden im laufenden Text in den meisten Fällen die englische und die amerikanische Schreibweise berücksichtigt.

Temperaturumrechnung °Celsius - °Fahrenheit

allgemeine Umrechnungsformeln

Temperatur °C = 0,55 (x °F - 32 °F)
Temperatur °F = (1,8 x °C) + 32 °C

allgemeine Umrechnungstabelle		Fiebertermometer	
°Celsius - °Fahrenheit		°Celsius - °Fahrenheit	
- 30°C	- 22°F	36,6°C	97,9°F
- 25°C	- 13°F	36,8°C	98,2°F
- 20°C	- 4°F	37,0°C	98,6°F
-17,8°C	0°F	37,2°C	99,2°F
- 10°C	14°F	37,6°C	99,7°F
- 5°C	23°F	37,8°C	100,0°F
0°C	32°F	38,0°C	100,4°F
5°C	41°F	38,2°C	100,8°F
10°C	50°F	38,4°C	101,1°F
15°C	59°F	38,6°C	101,5°F
20°C	68°F	38,8°C	101,8°F
25°C	77°F	39,0°C	102,2°F
30°C	86°F	39,2°C	102,6°F
35°C	95°F	39,4°C	102,9°F
40°C	104°F	39,6°C	103,3°F
45°C	113°F	39,8°C	103,6°F
50°C	122°F	40,0°C	104,0°F
70°C	158°F	40,8°C	105,4°F
75°C	167°F	41,0°C	105,8°F
80°C	176°F	41,2°C	106,2°F
85°C	185°F	41,4°C	106,5°F
90°C	194°F	41,6°C	106,9°F
95°C	203°F	41,8°C	107,2°F
100°C	212°F	42,0°C	107,6°F

Angelsächsische Maße und Gewichte

Längenmaße:

1 line (ln.) = 0,635 mm
1 inch (in.) = 2,54 cm
1 link (li.) = 20,12 cm
1 foot (ft.) = 30,479 cm
1 yard (yd.) = 91,44 cm
1 fathom (fm.) = 1,829 m
1 pole, perch (p.) oder rod (rd.) = 5,03 m
1 chain (ch.) = 20,12 m
1 furlong (fur.) = 201,17 m
1 british oder statute mile (mi.) = 1609 m
1 nautical mile (n.mi.) = 1,852 km
1 geographical mile (geo.mi.) = 7,42 km

Flächenmaße:

1 square inch (sq.in.) = 6,452 qcm
1 square foot (sq.ft.) = 929,03 qcm
1 square yard (sq.yd.) = 0,836 qm
1 square rod (sq.rd.) = 25,29 qm
1 rood (ro.) = 1011,6 qm
1 acre (a.) = 4046,4 qm
1 square mile (sq.mi.) = 2,59 qkm

Raummaße:

1 cubic inch (cu.in.) = 16,387 ccm
1 cubic foot (cu.ft.) = 28,32 cdm
1 cubic yard (cu.yd.) = 0,765 cbm
1 register ton (reg.t./tn.) = 2,832 cbm

Handelsgewichte:
(avoirdupois / imperial)

1 grain (gr.) = 0,0648 g
1 dram/drachm (dr.av.) = 1,77 g
1 ounce (oz.av.) = 28,35 g
1 pound (lb.av.) = 453,59 g
1 stone (st.) = 6,35 kg
1 GB quarter (GB qr.) = 12,7 kg
1 US quarter (US qr.) = 11,34 kg
1 central (ct.) = 45,36 kg
1 short hundretweight(cwt.sh.) = 45,36 kg
1 long hundretweight (cwt.l.) = 50,8 kg
1 US hundretweight(US cwt.) = 45,36 kg
1 GB hundretweight(GB cwt.) = 50,8 kg
1 GB o. long ton(GB t., l.t.) = 1016,0 kg
1 US o. short ton(US t.,sh.t.) = 907,18 kg

Angelsächsische Maße und Gewichte

Hohlmaße(Großbritannien):	1 imperial gill (gi., gl.) = 0,142 l
	1 imperial pint (pt.) = 0,568 l
	1 imperial quart (qt.) = 1,136 l
	1 imperial gallon (gal.) = 4,546 l
	1 imperial peck (pk.) = 9,092 l
	1 imperial bushel (bu., bsh.) = 36,36 l
	1 imperial quarter (qr.) = 290,94 l
	1 imperial barrel (bl.) = 1636,00 l
Hohlmaße (USA):	1 dry pint (pt.) = 0,55 l
	1 dry quart (qt.) = 1,10 l
	1 liquid gill (gi., gl.) = 0,118 l
	1 liquid pint (pt.) = 0,473 l
	1 liquid quart (qt.) = 0,946 l
	1 peck (pk.) = 8,81 l
	1 bushel (bu., bsh.) = 35,24 l
	1 gallon (gal.) = 3,785 l
	1 barrel (bl.) = 119,20 l
	1 patroleum barrel (pat.bl.) = 158,97 l
Apotheker- und Troy-Maße:	1 apoth. fluidram = 3,6966 ml
	1 apoth. fluidounce = 29,5729 ml
	1 apoth. pint = 473,179 ml
	1 apoth. quart = 946,358 ml
	1 apoth. gallon = 3,785434 l
	1 apoth./Troy grain = 64,7989 mg
	1 apoth./Troy scruple = 1,296 g
	1 apoth./Troy pennyweight = 1,555 g
	1 apoth./Troy dram/drachm = 3,888 g
	1 apoth./Troy ounce = 31,103 g
	1 apoth./Troy pound = 373,24177 g

Wichtiger Hinweis: Die Dezimalstelle wird im Englischen durch einen Punkt nach der ganzen Zahl von dieser abgetrennt. Das in Resteuropa gängige metrische Maßsystem (Liter, Meter, Gramm, etc.) ist im englischsprachigen Raum auch bekannt, aber nicht so gebräuchlich.

Internationale Buchstabiertabellen

Deutsch	Englisch	Amerikanisch	International	Internat. Luftfahrt (NATO + ICAO)
Anton Ärger	Andrew	Abel	Amsterdam	Alfa
Berta	Benjamin	Baker	Baltimore	Bravo
Cäsar CHarlotte	Charlie	Charlie	Casablanca	Charlie
Dora	David	Dog	Danmark	Delta
Emil	Edward	Easy	Edison	Echo
Friedrich	Frederick	Fox	Florida	Foxtrot
Gustav	George	George	Gallipoli	Golf
Heinrich	Harry	How	Havanna	Hotel
Ida	Isaac	Item	Italia	India
Julius	Jack	Jig	Jerusalem	Juliett
Kaufmann	King	King	Kilogramme	Kilo
Ludwig	Lucy	Love	Liverpool	Lima
Martha	Mary	Mike	Madagaskar	Mike
Nordpol	Nellie	Nan	New York	November
Otto Ökonom	Oliver	Oboe	Oslo	Oscar
Paula	Peter	Peter	Paris	Papa
Quelle	Queenie	Queen	Quebec	Quebec
Richard	Robert	Roger	Roma	Romeo
Samuel SCHule	Sugar	Sugar	Santiago	Sierra
Theodor	Tommy	Tare	Tripoli	Tango
Ulrich Übermut	Uncle	Uncle	Uppsala	Uniform
Viktor	Victor	Victor	Valencia	Victor
Wilhelm	William	William	Washington	Whiskey
Xanthippe	Xmas	X	Xanthippe	X-Ray
Ypsilon	Yellow	Yoke	Yokohama	Yankee
Zacharias	Zebra	Zebra	Zürich	Zulu

Globale Zeitzonentabelle

Basis: 12.00 WEZ

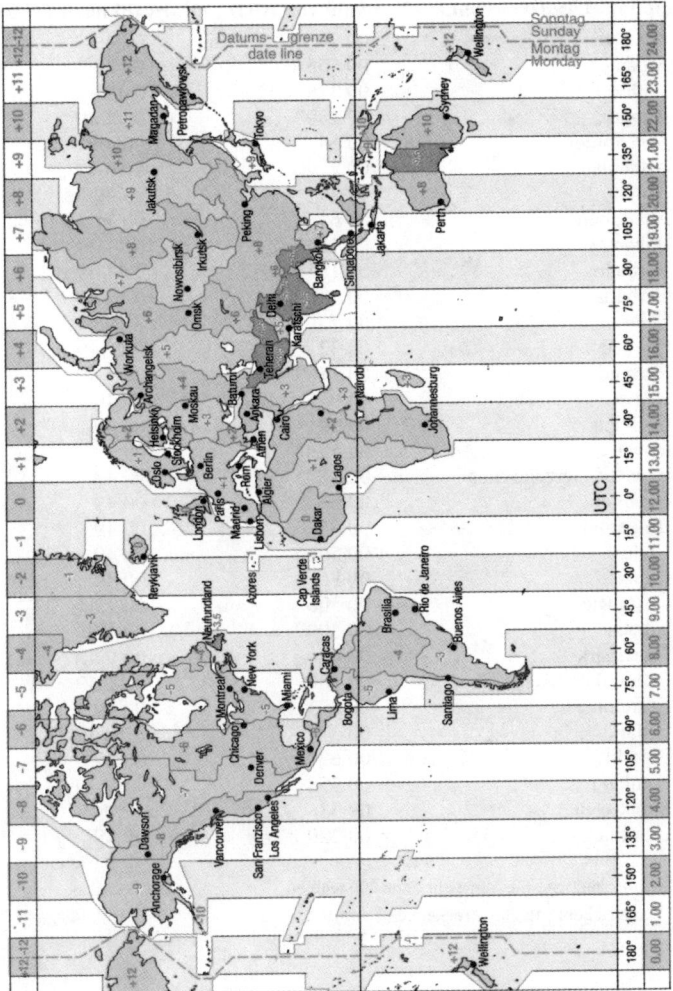

Weltweite Vorwahltelefonnummern
----------------------Deutschland----------------------

alphab. Länderauswahl	Vorwahl von BRD	Vorwahl nach BRD*
Ägypten	00 20	00 49
Albanien	00 355	00 49
Andorra	00 376	0 49
Antigua	00 1809	0 11 49
Argentinien	00 54	00 49
Armenien	00 7	8 10 49
Aruba	00 297	00 49
Australien	00 61	00 11 49
Bahamas	00 1809	0 11 49
Barbados	00 1809	0 11 49
Barbuda	00 1809	0 11 49
Belarus	00 7	8 10 49
Belgien	00 32	00**49
Bermudas	00 1809	0 11 49
Bhutan	00 975	00 49
Bolivien	00 591	00 49
Bonaire	00 5997	00 49
Bosnien-Herzegowina	00 387	99 49
Brasilien	00 55	00 49
Bulgarien	00 359	00 49
Chile	00 56	00 49
China	00 86	00 49
Costa Rica	00 506	00 49
Curacao	00 5999	00 49
Dänemark	00 45	00 9 49
Dominikan. Republik	00 1809	0 11 49
Ecuador	00 593	00 49
Estland	00 372	8 10 49
Fidschi	00 679	05 49
Finnland	00 358	9 90 49
Frankreich	00 33	19**49
Gambia	00 220	00 49

*   anschließend die Vorwahl ohne "0" wählen
**   zwischenzeitliches Freizeichen abwarten

Weltweite Vorwahltelefonnummern
---------------------Deutschland-----------------------

alphab. Länderauswahl	Vorwahl von BRD	Vorwahl nach BRD*
Georgien	00 995	8 10 49
Grenada	00 1809	0 11 49
Grenadinen	00 1809	0 11 49
Griechenland	00 30	00 49
Grönland	00 299	00 9 49
Großbritannien	00 44	0 10 49
Guadeloupe	00 590	19**49
GUS	00 7	8 10 49
Haiti	00 509	00 49
Hongkong	00 852	00 1 49
Indien	00 91	00 49
Indonesien	00 62	00 49
Irak	00 964	00 49
Iran	00 98	00 49
Irland	00 353	00 49
Island	00 354	90 49
Israel	00 972	00 49
Italien	00 39	00 49
Jamaika	00 1809	0 11 49
Japan	00 81	00 1 49
Jemen	00 967	00 49
Jordanien	00 962	00 49
Jugoslawien (Rest-)	00 381	99 49
Kanada	00 1	0 11 49
Kenia	00 254	00 0 49
Kolumbien	00 57	90 49
Korea (Republik)	00 82	00 1 49
Kroatien	00 385	99 49
Kuba	00 53	00 49
Lettland	00 371	00 49
Liechtenstein	00 41	00 49
Litauen	00 370	8 10 49

*   anschließend die Vorwahl ohne "0" wählen
** zwischenzeitliches Freizeichen abwarten

Weltweite Vorwahltelefonnummern
---------------------Deutschland-----------------------

alphab. Länderauswahl	Vorwahl von BRD	Vorwahl nach BRD*
Luxemburg	00 352	00 49
Macau	00 853	00 1 49
Madagaskar	00 261	6 49
Malaysia	00 60	00 7 49
Malediven	00 960	6 49
Malta	00 356	0 49
Marokko	00 212	00 49
Martinique	00 596	19 49
Mauritius	00 230	00 49
Mazedonien	00 389	99 49
Mexiko	00 52	98 49
Monaco	00 33	19**49
Montenegro	00 381	99 49
Namibia	00 264	09 49
Nepal	00 977	00 49
Neuseeland	00 64	00 49
Nevis	00 1809	0 11 49
Niederlande	00 31	09**49
Norwegen	00 47	00 49
Österreich	00 43	00 49
Pakistan	00 92	00 49
Peru	00 51	00 49
Philippinen	00 63	00 49
Polen	00 48	0**0 49
Portugal	00 351	00 49
Puerto Rico	00 1809	0 11 49
Rumänien	00 40	00 49
Russ. Förderation	00 7	8 10 49
San Marino	00 378	00 49
Saudi Arabien	00 966	00 49
Schweden	00 46	00 9 49
Schweiz	00 41	00 49

*   anschließend die Vorwahl ohne "0" wählen
** zwischenzeitliches Freizeichen abwarten

Weltweite Vorwahltelefonnummern
---------------------Deutschland----------------------

alphab. Länderauswahl	Vorwahl von BRD	Vorwahl nach BRD*
Senegal	00 221	00 49
Serbien	00 381	99 49
Seychellen	00 248	0 49
Singapur	00 65	00 5 49
Slowak. Republik	00 42	00 49
Slowenien	00 386	99 49
Spanien	00 34	07**49
Sri Lanka	00 94	00 49
St. Kitts	00 1809	0 11 49
St. Lucia	00 1809	0 49
St. Maarten (Süd)	00 5995	00 49
St. Maarten (Nord)	00 590	00 49
St. Vincent	00 1809	0 11 49
Südafrika	00 27	09 49
Syrien	00 963	00 49
Taiwan	00 886	00 2 49
Tansania	00 255	00 49
Thailand	00 66	00 1 49
Tobago	00 1809	01 49
Togo	00 228	00 49
Trinidad	00 1809	01 49
Tschechische Republik	00 42	00 49
Türkei	00 90	00 49
Tunesien	00 216	00 49
Ukraine	00 7	8 10 49
Ungarn	00 36	00 49
USA	00 1	0 11 49
Venezuela	00 58	00 49
Verein. Arab. Emirate	00 971	00 49
Vietnam	00 84	00 49
Weissrußland	00 7	8 10 49
Zypern	00 357	00 49

*   anschließend die Vorwahl ohne "0" wählen

** zwischenzeitliches Freizeichen abwarten

Weltweite Vorwahltelefonnummern
------------------------Österreich------------------------

alphab. Länderauswahl	Vorwahl von Österr.	Vorwahl nach Österr.*
Ägypten	***20	00 43
Albanien	00 355	00 43
Andorra	00 33	0 43
Antigua	***1809	0 11 43
Argentinien	***54	00 43
Armenien	***7	8 10 43
Aruba	***297	00 43
Australien	***61	00 11 43
Bahamas	***1809	0 11 43
Barbados	***1809	0 11 43
Barbuda	***1809	0 11 43
Belarus	***7	8 10 43
Belgien	00 32	00**43
Bermudas	***1809	0 11 43
Bhutan	***975	00 43
Bolivien	***591	00 43
Bonaire	***5997	00 43
Bosnien-Herzegowina	00 387	99 43
Brasilien	***55	00 43
Bulgarien	00 359	00 43
Chile	***56	00 43
China	***86	00 43
Costa Rica	***506	00 43
Curacao	***5999	00 43
Dänemark	00 45	00 9 43
Deutschland	00 49	00 43
Dominikan. Republik	***1809	0 11 43
Ecuador	***593	00 43
Estland	00 372	8 10 43
Fidschi	***679	05 43
Finnland	00 358	9 90 43
Frankreich	00 33	19**43

*   anschließend die Vorwahl ohne "0" wählen
**   zwischenzeitliches Freizeichen abwarten
*** in Österreich unterschiedliche Verkehrsausscheidungsziffern (00-, 900-, 90-)

Weltweite Vorwahltelefonnummern
------------------------Österreich------------------------

alphab. Länderauswahl	Vorwahl von Österr.	Vorwahl nach Österr.*
Gambia	***220	00 43
Georgien	***995	8 10 43
Grenada	***1809	0 11 43
Grenadinen	***1809	0 11 43
Griechenland	00 30	00 43
Grönland	***299	00 9 43
Großbritannien	00 44	0 10 43
Guadeloupe	***590	19**43
GUS	***7	8 10 43
Haiti	***509	00 43
Hongkong	***852	00 1 43
Indien	***91	00 43
Indonesien	***62	00 43
Irak	***964	00 43
Iran	***98	00 43
Irland	00 353	00 43
Island	00 354	90 43
Israel	***972	00 43
Italien	00 39	00 43
Jamaika	***1809	0 11 43
Japan	***81	00 1 43
Jemen	***967/9	00 43
Jordanien	***962	00 43
Jugoslawien (Rest-)	00 381	99 43
Kanada	***1	0 11 43
Kenia	***254	00 0 43
Kolumbien	***57	90 43
Korea (Republik)	***82	00 1 43
Kroatien	00 385	99 43
Kuba	***53	00 43
Lettland	00 371	00 43
Liechtenstein	00 41	00 43

*   anschließend die Vorwahl ohne "0" wählen
**   zwischenzeitliches Freizeichen abwarten
*** in Österreich unterschiedliche Verkehrsausscheidungsziffern (00-, 900-, 90-)

Weltweite Vorwahltelefonnummern
------------------------Österreich------------------------

alphab. Länderauswahl	Vorwahl von Österr.	Vorwahl nach Österr.*
Litauen	00 370	8 10 43
Luxemburg	00 432	00 43
Macau	***853	00 1 43
Madagaskar	***261	6 43
Malaysia	***60	00 7 43
Malediven	***960	6 43
Malta	***356	0 43
Marokko	***212	00 43
Martinique	***596	19 43
Mauritius	***230	00 43
Mazedonien	00 389	99 43
Mexiko	***52	98 43
Monaco	00 33	19**43
Montenegro	00 381	99 43
Namibia	***264	09 43
Nepal	***977	00 43
Neuseeland	***64	00 43
Nevis	***1809	0 11 43
Niederlande	00 31	09**43
Norwegen	00 47	00 43
Pakistan	***92	00 43
Peru	***51	00 43
Philippinen	***63	00 43
Polen	00 48	0**0 43
Portugal	00 351	00 43
Puerto Rico	***1809	0 11 43
Rumänien	00 40	00 43
Russ. Förderation	***7	8 10 43
San Marino	00 39549	00 43
Saudi Arabien	***966	00 43
Schweden	00 46	00 9 43
Schweiz	00 41	00 43

*   anschließend die Vorwahl ohne "0" wählen

**   zwischenzeitliches Freizeichen abwarten

*** in Österreich unterschiedliche Verkehrsausscheidungsziffern (00-, 900-, 90-)

Weltweite Vorwahltelefonnummern
----------------------Österreich----------------------

alphab. Länderauswahl	Vorwahl von Österr.	Vorwahl nach Österr.*
Senegal	***221	00 43
Serbien	00 381	99 43
Seychellen	***248	0 43
Singapur	***65	00 5 43
Slowak. Republik	00 42	00 43
Slowenien	00 386	99 43
Spanien	00 34	07**43
Sri Lanka	***94	00 43
St. Kitts	***1809	0 11 43
St. Lucia	***1805	0 43
St. Maarten (Süd)	***5995	00 43
St. Maarten (Nord)	***590	00 43
St. Vincent	***1809	0 11 43
Südafrika	***27	09 43
Syrien	***963	00 43
Taiwan	***886	00 2 43
Tansania	***255	00 43
Thailand	***66	00 1 43
Tobago	***1809	01 43
Togo	***228	00 43
Trinidad	***1809	01 43
Tschechische Republik	00 42	00 43
Türkei	00 90	00 43
Tunesien	***216	00 43
Ukraine	***7	8 10 43
Ungarn	00 36	00 43
USA	***1	0 11 43
Venezuela	***58	00 43
Verein. Arab. Emirate	***971	00 43
Vietnam	***84	00 43
Weissrußland	***7	8 10 43
Zypern	00 357 / ***90	00 43

*   anschließend die Vorwahl ohne "0" wählen

**   zwischenzeitliches Freizeichen abwarten

*** in Österreich unterschiedliche Verkehrsausscheidungsziffern (00-, 900-, 90-)

Weltweite Vorwahltelefonnummern
------------------------Schweiz---------------------------

alphab. Länderauswahl	Vorwahl von Schweiz	Vorwahl nach Schweiz*
Ägypten	00 20	00 41
Albanien	00 355	00 41
Andorra	00 376	0 41
Antigua	00 1809	0 11 41
Argentinien	00 54	00 41
Armenien	00 7	8 10 41
Aruba	00 297	00 41
Australien	00 61	00 11 41
Bahamas	00 1809	0 11 41
Barbados	00 1809	0 11 41
Barbuda	00 1809	0 11 41
Belarus	00 7	8 10 41
Belgien	00 32	00**41
Bermudas	00 1809	0 11 41
Bhutan	00 975	00 41
Bolivien	00 591	00 41
Bonaire	00 5997	00 41
Bosnien-Herzegowina	00 387	99 41
Brasilien	00 55	00 41
Bulgarien	00 359	00 41
Chile	00 56	00 41
China	00 86	00 41
Costa Rica	00 506	00 41
Curacao	00 5999	00 41
Dänemark	00 45	00 9 41
Deutschland	00 49	00 41
Dominikan. Republik	00 1809	0 11 41
Ecuador	00 593	00 41
Estland	00 372	8 10 41
Fidschi	00 679	05 41
Finnland	00 358	9 90 41
Frankreich	00 33	19**41

*   anschließend die Vorwahl ohne "0" wählen
**   zwischenzeitliches Freizeichen abwarten

Weltweite Vorwahltelefonnummern
------------------------Schweiz---------------------------

alphab. Länderauswahl	Vorwahl von Schweiz	Vorwahl nach Schweiz*
Gambia	00 220	00 41
Georgien	00 995	8 10 41
Grenada	00 1809	0 11 41
Grenadinen	00 1809	0 11 41
Griechenland	00 30	00 41
Grönland	00 299	00 9 41
Großbritannien	00 44	0 10 41
Guadeloupe	00 590	19**41
GUS	00 7	8 10 41
Haiti	00 509	00 41
Hongkong	00 852	00 1 41
Indien	00 91	00 41
Indonesien	00 62	00 41
Irak	00 964	00 41
Iran	00 98	00 41
Irland	00 353	00 41
Island	00 354	90 41
Israel	00 972	00 41
Italien	00 39	00 41
Jamaika	00 1809	0 11 41
Japan	00 81	00 1 41
Jemen	00 967	00 41
Jordanien	00 962	00 41
Jugoslawien (Rest-)	00 381	99 41
Kanada	00 1	0 11 41
Kenia	00 254	00 0 41
Kolumbien	00 57	90 41
Korea (Republik)	00 82	00 1 41
Kroatien	00 385	99 41
Kuba	00 53	00 41
Lettland	00 371	00 41
Liechtenstein	00 41	00 41

*   anschließend die Vorwahl ohne "0" wählen
** zwischenzeitliches Freizeichen abwarten

Weltweite Vorwahltelefonnummern
----------------------------Schweiz----------------------------

alphab. Länderauswahl	Vorwahl von Schweiz	Vorwahl nach Schweiz*
Litauen	00 370	8 10 41
Luxemburg	00 352	00 41
Macau	00 853	00 1 41
Madagaskar	00 261	6 41
Malaysia	00 60	00 7 41
Malediven	00 960	6 41
Malta	00 356	0 41
Marokko	00 212	00 41
Martinique	00 596	19 41
Mauritius	00 230	00 41
Mazedonien	00 389	99 41
Mexiko	00 52	98 41
Monaco	00 33	19**41
Montenegro	00 381	99 41
Namibia	00 264	09 41
Nepal	00 977	00 41
Neuseeland	00 64	00 41
Nevis	00 1809	0 11 41
Niederlande	00 31	09**41
Norwegen	00 47	00 41
Österreich	00 43	00 41
Pakistan	00 92	00 41
Peru	00 51	00 41
Philippinen	00 63	00 41
Polen	00 48	0**0 41
Portugal	00 351	00 41
Puerto Rico	00 1809	0 11 41
Rumänien	00 40	00 41
Russ. Förderation	00 7	8 10 41
San Marino	00 378	00 41
Saudi Arabien	00 966	00 41
Schweden	00 46	00 9 41

*   anschließend die Vorwahl ohne "0" wählen
**   zwischenzeitliches Freizeichen abwarten

Weltweite Vorwahltelefonnummern
------------------------Schweiz--------------------------

alphab. Länderauswahl	Vorwahl von Schweiz	Vorwahl nach Schweiz*
Senegal	00 221	00 41
Serbien	00 381	99 41
Seychellen	00 248	0 41
Singapur	00 65	00 5 41
Slowak. Republik	00 42	00 41
Slowenien	00 386	99 41
Spanien	00 34	07**41
Sri Lanka	00 94	00 41
St. Kitts	00 1809	0 11 41
St. Lucia	00 1809	0 41
St. Maarten (Süd)	00 5995	00 41
St. Maarten (Nord)	00 590	00 41
St. Vincent	00 1809	0 11 41
Südafrika	00 27	09 41
Syrien	00 963	00 41
Taiwan	00 886	00 2 41
Tansania	00 255	00 41
Thailand	00 66	00 1 41
Tobago	00 1809	01 41
Togo	00 228	00 41
Trinidad	00 1809	01 41
Tschechische Republik	00 42	00 41
Türkei	00 90	00 41
Tunesien	00 216	00 41
Ukraine	00 7	8 10 41
Ungarn	00 36	00 41
USA	00 1	0 11 41
Venezuela	00 58	00 41
Verein. Arab. Emirate	00 971	00 41
Vietnam	00 84	00 41
Weissrußland	00 7	8 10 41
Zypern	00 357	00 41

*   anschließend die Vorwahl ohne "0" wählen
**   zwischenzeitliches Freizeichen abwarten